essentials

essentials liefern aktuelles Wissen in konzentrierter Form. Die Essenz dessen, worauf es als „State-of-the-Art" in der gegenwärtigen Fachdiskussion oder in der Praxis ankommt. *essentials* informieren schnell, unkompliziert und verständlich

- als Einführung in ein aktuelles Thema aus Ihrem Fachgebiet
- als Einstieg in ein für Sie noch unbekanntes Themenfeld
- als Einblick, um zum Thema mitreden zu können

Die Bücher in elektronischer und gedruckter Form bringen das Fachwissen von Springerautorinnen kompakt zur Darstellung. Sie sind besonders für die Nutzung als eBook auf Tablet-PCs, eBook-Readern und Smartphones geeignet. *essentials* sind Wissensbausteine aus den Wirtschafts-, Sozial- und Geisteswissenschaften, aus Technik und Naturwissenschaften sowie aus Medizin, Psychologie und Gesundheitsberufen. Von renommierten Autorinnen aller Springer-Verlagsmarken.

Peter Winkler

Einführung in die Idiolektik

Die individuelle Sprache in Beratung und Therapie nutzen

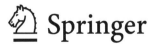 Springer

Peter Winkler
Stuttgart, Baden-Württemberg
Deutschland

ISSN 2197-6708   ISSN 2197-6716   (electronic)
essentials
ISBN 978-3-662-67300-3   ISBN 978-3-662-67301-0   (eBook)
https://doi.org/10.1007/978-3-662-67301-0

Die Deutsche Nationalbibliothek verzeichnet diese Publikation in der Deutschen Nationalbibliografie; detaillierte bibliografische Daten sind im Internet über http://dnb.d-nb.de abrufbar.

Planung/Lektorat: Monika Radecki
Springer ist ein Imprint der eingetragenen Gesellschaft Springer-Verlag GmbH, DE und ist ein Teil von Springer Nature.
Die Anschrift der Gesellschaft ist: Heidelberger Platz 3, 14197 Berlin, Germany

Was Sie in diesem *essential* finden können

- Einführung in die Welt der Idiolektik (Lehre von der „Eigensprache") für die Berufsfelder Beratung und Psychotherapie
- Wirkungen und Effekte beim Klienten: Einsichten über sich selbst, die eigene Körperwahrnehmung, über wesentliche Beziehungen und wesentliche innere Ressourcen
- Erläuterung „natürlicher Interventionen", die komplett aus der Eigensprache des Klienten entnommen sind
- Hintergründe dieser individuellen Sprache und der Bildersprache jedes Menschen und praktische Anwendung in Beratung und Therapie
- Erlangen eines Einblicks und eines Gefühls in Bezug auf diesen Ansatz
- Vermitteln der wesentlichsten Haltungen und Techniken sowie dahinterliegender theoretischer Grundlagen
- Über praktische Interventions- und Gesprächsbeispiele: Vermitteln eines Gespürs, wie sich mit dieser Methode zu arbeiten anfühlt
- Orientierung, inwieweit dieser Ansatz eine Bereicherung für die eigenen Praxis bietet und passend für die eigene Berater-/Therapeutenpersönlichkeit ist.[1]

---

[1] Um eine bessere Lesbarkeit zu ermöglichen wird in diesem Buch auf ein ausführliches Gendern verzichtet. In der Verwendung der männlichen Form sollen hier alle Geschlechter mitgemeint sein, dies ist im Sinne einer Gendergerechtigkeit unbefriedigend, die erste Version dieses Manuskripts war durchgegendert, war aber aufgrund der Rückmeldung einiger Probeleser viel zu anstrengend zu lesen. Wir harren besserer sprachlicher Lösungen …

Wenn Du mit einem Menschen eine Sprache sprichst, die er versteht, erreichst Du seinen Kopf.
Wenn Du mit ihm in seiner Sprache sprichst, erreichst Du sein Herz.

Nelson Mandela

Inhaltsverzeichnis

Über den Autor

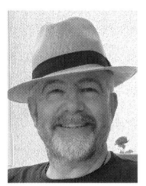

Peter Winkler, Diplom-Psychologe und Psychologischer Psychotherapeut, Arbeit in einer betrieblichen Beratungsstelle, Fortbildungen in Idiolektik, Systemischer und Positiver Psychotherapie; Dozent für Idiolektik sowie bei der Internationalen Akademie für Positive Psychotherapie. Themenschwerpunkte: Evolutionäre Ansätze der Psychosomatik, Psychische Gesundheit und Konflikte im Betrieb.

1.1 Begründer A.D. (David) Jonas, Entstehung der Idiolektik

A.D. Jonas war ein New Yorker Psychiater, Psychotherapeut und Psychoanalytiker. Er publizierte seit den 1950er Jahren vorwiegend zu evolutionären Themen, die Gebiete Medizin und Psychologie betreffend. Er nahm damit Teile der evolutionären Medizin und der evolutionären Psychologie, die erst ca. ab den 2000er Jahren aufkamen, vorweg. Im Zuge seines psychosomatischen Schwerpunkts als Liaison-Psychiater (d. h. vorwiegend psychosomatischer Konsiliarpsychiater im Allgemeinkrankenhaus) erlebte er Schwierigkeiten, mit dem klassischen psychoanalytischen Ansatz einen Zugang zu Patienten mit körperlichen Symptomen zu finden. Hierauf wandte er sich mehr und mehr von der Psychoanalyse ab und experimentierte mit verschiedenen Verfahren und Ansätzen. Die Idee, die therapeutische Technik radikal zu vereinfachen, kam ihm nach einer Hospitation an einem Primatencenter, als er bei der systematischen Beobachtung von Schimpansen feststellte, wie einfach und dennoch präzise die Kommunikation unter diesen Menschenaffen verläuft. Er wollte sich auf den Weg machen, so viel wie möglich einer vergleichbar einfachen Kommunikation auch beim Menschen wieder zu entdecken und für die therapeutische und beraterische Praxis nutzbar zu machen. Auf diesem Weg entdeckte er die Eigensprache.

A.D. Jonas (Adolphe Desiderius Jonas, genannt David), wurde am 12.04.1913 als Sohn jüdisch-polnischer Eltern in Zemun, im ehemaligen Jugoslawien geboren, sein Vater war reisender Tuchhändler. Er studierte Medizin in Wien, weitere Stationen waren Catania, Italien (praktischer Teil des Studiums am Universitätsklinikum), Virginia USA (Arbeit im Riverside Hospital), New York, USA (Heirat und Geburt zweier Töchter, Arbeit am Mt. Sinai Hospital, Niederlassung als Allgemeinarzt, später als Facharzt für Psychotherapie und Liaison-Psychiater, Arbeit als Research Fellow für Neurologie und Psychiatrie, sowie Teaching Professor) Ab Ende der 1960er Jahre arbeitete er mit seiner späteren zweiten Ehefrau Doris F. Klein zusammen. Doris F. Klein war anthropologisch geprägte Privatgelehrte und Wissenschaftsjournalistin, Ehefrau und Mutter zweier Kinder, sie hatte fachlich einen wesentlichen Einfluss auf A.D. Jonas. Einige Zeit danach trennten sich beide von ihren Familien und heirateten. Gemeinsam mit Doris F. Jonas realisierte er den Großteil seines publizierten Lebenswerks, ging mit seiner Praxis in den vorzeitigen Ruhestand und widmete sich ausschließlich der Forschungs- und Publikationstätigkeit. In dieser Zeit erschien eine Vielzahl gemeinsamer wissenschaftlicher Artikel und Bücher zu evolutionären Themen aus der Medizin, Psychologie und Psychosomatik. Nach einigen Jahren der gemeinsamen Tätigkeit an dem von ihm und Doris F. Jonas gegründeten „Institute for Theoretical Medicine" verließen sie gemeinsam die Vereinigten Staaten, zunächst für eine anthropologische Forschungsreise nach Marokko und anschließende Aufenthalte in Europa (London, Würzburg, Wien). Vor allem in seiner Würzburger und Wiener Zeit lehrte A.D. Jonas die von ihm entwickelte „multimodale psychosomatische Methode der Kurzpsychotherapie", die er „idiolektisch" (an der Eigensprache des Klienten/Patienten orientiert) nannte. Über die Frage der Wahl des Lebensmittelpunkts zerbrach schließlich die Ehe mit Doris F. Jonas Anfang der 1980er Jahre nach 14 Jahren gemeinsamer Lebens- und Wirkenszeit.

Jonas vermittelte seine Methode in einer einzigartigen Mischung aus Praxis und Theorie. Er griff in seinen Seminaren fachliche Themen und theoretische Hintergründe ausschließlich auf, wenn sie sich aus dem Kontext der gemeinsamen Diskussion und vor allem der geführten Interviews ergaben. Den Einstieg in die Psychodynamik und Psychotherapie erreichte er über das Aufgreifen einzelner von seinen Interviewpartnern gewählten Redewendungen und sogenannte „Schlüsselworten" sowie über non- und paraverbale Signale seiner Gesprächspartner. So geleitete er diese in kurzer Zeit mittels sparsamer Interventionen anhand deren eigener Sprachäußerungen oft bis hin zu überraschenden Aha-Erlebnissen. Auch in seiner privatärztlichen psychotherapeutischen Praxis erreichte er auf diesem Wege oft erstaunliche Ergebnisse in vergleichbar kurzer Zeit. Als erfahrener psychoanalytisch geprägter Psychotherapeut und evolutionär geprägter Forscher brachte er neben der idiolektischen Technik zusätzlich viele Erfahrungen und Vorgehensweisen ein.[1]

---

[1] Einen Einblick in die Art seiner Lehrtätigkeit vermittelt das Seminarbuch „Eigensprache" (Winkler 2010). Zudem veröffentlichte er auch im deutschsprachigen Raum eine Reihe von

Er verstarb im Jahr 1985, kurz nachdem er sich den Traum einer Professur an der medizinischen Fakultät der Universität Wien erfüllt hatte, wo er seine Karriere auch begonnen hatte. Aufgrund formaler Fragen wurde seine dortige Professur schließlich wieder aufgehoben. Er verstarb auf dem Weg zu seiner letzten Vorlesung an einem Herzinfarkt.

1.2 Die Welt in einer Nussschale

Bei der Beobachtung idiolektischer Beratungs- und Therapiegespräche fällt auf, dass sich das Gespräch oft nicht entsprechend der konventionellen therapeutischen thematischen Kategorien bewegt. Es kann sein, dass im Gespräch nach kurzer Zeit vom Klienten eingebrachte Themen (wie Hauptkonfliktfelder, Berufsstress, Symptombeschreibung und -bewältigung, Gestaltung von Beziehungen zu der Ursprungsfamilie und Bezugspersonen etc.) verlassen werden. Stattdessen werden anhand aufgegriffener Schlüsselworte oft vermeintlich oberflächliche Themen in den Vordergrund gestellt. Das kann beispielsweise die Beschreibung der Bedeutung von Worten sein, oft an Hand von Situationen aus dem Alltag, oder positiv erlebte Lebensbereiche, Aspekte der Freizeitgestaltung, etc.

Bei weiterer Beobachtung fällt allerdings ebenfalls auf, dass bei der Erforschung im Gespräch bzgl. solcher oberflächlich anmutender Themen nach kurzer Zeit oft spontan eine tiefe Einsicht auftritt. Das Ausmaß dieser angesprochenen und ausgelösten Erkenntnisse und spontaner Reaktionen kann ein sehr breites Gebiet umfassen. Es kann das psychische Feld, das Gebiet des Interpersonellen oder der Psychosomatik betreffen. Psychosomatische Erkenntnisse und Beschreibungen können auch die eigene Körperwahrnehmung, wie z. B. nicht leicht zugängliche Körperschemata bis hin zu Vorgängen auf der Organebene betreffen. Solche Repräsentanzen tiefgreifender Erkenntnisse komprimiert in scheinbar völlig unerheblichen Sprachmustern und Themenbereichen entsprechen der Redensart: „Die Welt in einer Nussschale". (Welche „Nussschale" hier konkret gemeint sein könnte, siehe Abb. 2.1 unten).

Um eine Metapher aus einem anderen Wissensgebiet zu verwenden: In der Technik des Echolots bzw. in der Sonartechnologie, wie sie die Schifffahrt verwendet, wird eine relativ leichte Erschütterung des Meerwassers ausgelöst.

Artikeln sowie Bücher zu evolutionären Fragestellungen aber auch erstmalig zu seiner psychotherapeutischen und beraterischen Methode. (Jonas und Jonas 1977; Jonas 1981, 1985, Jonas und Daniels 1987) Ein Buch, das einen guten Überblick über die Entwicklung der Idiolektik nach Jonas gibt, ist „Schlüsselworte" (Bindernagel et al. 2010).

Anhand der Wellen, die ihrerseits reflektiert werden und zum Schiff zurückkehren, kann eine Messung vorgenommen werden. Diese Messung kann Auskünfte über die Bodenbeschaffenheit und die Tiefenstruktur des Meeresbodens und über Objekte im Wasser geben. Möglicherweise könnte man, wenn nur die Messinstrumente fein genug wären, anhand eines Tropfens oder eines kleinen Steines, der die Wasseroberfläche eines Teiches durchdringt, die Beschaffenheit des Teichbodens ermitteln.

In vergleichbarer Weise postuliert der Ansatz der Idiolektik, dass eine kleine Intervention auf einer sprachlichen und thematisch scheinbar oberflächlichen Ebene das Potenzial hat, eine Resonanz auszulösen, die eine ungeahnte Tiefe reflektieren kann. Diese Tiefenstruktur wird aber nicht mithilfe von Deutungen aus den Äußerungen des Klienten herausgearbeitet, sondern entsteht meistens durch spontane Einsichten während der Besprechung auf einer Ebene, die sich entlang dessen eigener Sprachstrukturen bewegt. In diesem Zusammenhang ist das Konzept der Tiefenstruktur der Syntax von Sprache von Noam Chomsky interessant (Chomsky 1969), der in Sprachäußerungen eine Oberflächenstruktur und eine Tiefenstruktur beschreibt.

Die bei solchen Interventionen fokussierten Themen stammen vorwiegend aus Klienten-Äußerungen mit einer positiven Konnotation oder zumindest aus einem vermeintlich unverfänglichen Gebiet. Diese Fokussierung erfolgt bewusst, da Interventionen, die ressourcenorientierte Gebiete berühren, oft zu Reaktionen führen, die ebenfalls auf anderen, ressourcenorientierteren Bahnen verlaufen. (siehe „Bezüge zu Neurowissenschaften" und das Prinzip der „Ressourcenorientierung" weiter unten).

Warum es gerade individuelle Sprachäußerungen und deren Bedeutungen sind, die das Potenzial haben, einen solchen intensiven Resonanzprozess auszulösen, wird im Kapitel über neurophysiologische Bezüge unten näher beleuchtet.

Theoretische Grundlagen 2

2.1 Bezüge zu Neurowissenschaften

Im Folgenden werde ich zunächst auf ausgewählte neurophysiologische Bezüge fokussieren, die Jonas in den 1970er und 1980er Jahren bei der Entwicklung seines Eigensprache Konzepts betonte, um dann entsprechende aktuellere Forschungserkenntnisse einzubeziehen.[1]

Ein Forschungsgebiet, das Jonas bei der Entwicklung des Idiolektik-Konzepts inspiriert hat, ist das der Hemisphären-Forschung. In dieser Forschung werden unterschiedliche Funktionen und Verknüpfungen zu tiefergehenden Hirnstrukturen bei den beiden Großhirnhemisphären untersucht. Die Pionier-Forschungen von Penfield und Roberts, die anhand einer Vielzahl von Splitbrain-Patienten unterschiedliche Funktionen bei den beiden Hirnhemisphären beschrieben haben, sind hier hervorzuheben. (Penfield und Roberts 1959).

Diese Forscher untersuchten Patienten, bei denen die Verbindung zwischen den beiden Hirnhemisphären, die „Brücke", durchtrennt worden ist. Diese operative Splitbrain-Methode (die heute sehr umstritten ist und nur noch in seltenen Ausnahmefälle angewandt wird) wurde damals bei heftigen epileptischen Erkrankungen angewendet. Es bestand nach dieser Operation keine direkte Verbindung mehr zwischen den beiden Großhirnhemisphären, sodass die Funktionen der Hemisphären getrennt voneinander untersucht werden konnten. In

---

[1] Das vorliegende Buch erläutert die Prinzipien der Idiolektik anhand seiner theoretischen Grundlagen. Möglicherweise wären manche Leser aber auch interessiert, die gleichen Prinzipien in einer entspannteren Atmosphäre, z. B. als Bettlektüre zu genießen, oder diese Prinzipien Laien verständlich zu machen. Zu diesem Zweck hat der Autor in einer anderen Veröffentlichung das Erschließen der „Magie der Eigensprache" in einem Märchen verpackt, wo man entspannt der Handlung folgt und nebenbei die Prinzipien der „Zauberfragen" implizit kennenlernt (Winkler 2022).

P. Winkler, *Einführung in die Idiolektik*, essentials, https://doi.org/10.1007/978-3-662-67301-0_2

ihrem Untersuchungssetting wurden Patienten Objekte nur im rechten oder nur im linken Sichtfeld vorgelegt und jeweils nur von einer Hemisphäre verarbeitet. Die wesentlichsten Ergebnisse bezogen sich auf die kognitive und emotionale Leistungsfähigkeit der Hemisphären und werden in der folgenden Abbildung dargestellt. (Abb. 2.1, leicht humorvoll, aber nicht respektlos in der Abbildung einer Walnuss in seiner Nussschale dargestellt).

Jonas formulierte u. a. aufgrund der Forschungsergebnisse von Penfield und Roberts die Hypothese, dass Sprache über Verknüpfungen zum limbischen System emotional „eingefärbt" werde. Sprachlichen Äußerungen würden auf diesem Wege so eine emotional-aktionale, körpernah-vegetative sowie bildhafte Komponente hinzugefügt, die man über die Exploration des verwendeten Wortes auf indirektem Wege erschließen könne. In seinen klinischen und therapeutischen Arbeiten fand er viele Hinweise, die diesen Bezug zwischen sprachlichen Äußerungen und eingebetteten limbischen Inhalten bestätigten. Auf dieser Basis formulierte Jonas das psychologische Konzept der Eigensprache. Linguistisch bestand der Begriff des Idiolekts bereits (vor allem im englischsprachigen Raum),

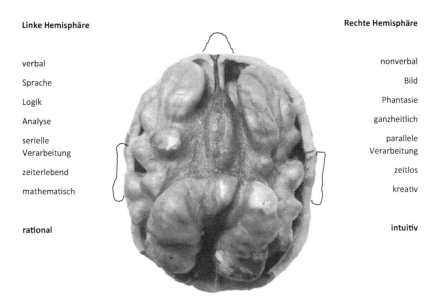

Linke Hemisphäre   **Rechte Hemisphäre**

verbal	nonverbal
Sprache	Bild
Logik	Phantasie
Analyse	ganzheitlich
serielle Verarbeitung	parallele Verarbeitung
zeiterlebend	zeitlos
mathematisch	kreativ
rational	**intuitiv**

Abb. 2.1 Spezialisierung der Hirnhemisphären nach Penfield und Roberts. (Quelle Walnussbild: eigene Fotografie)

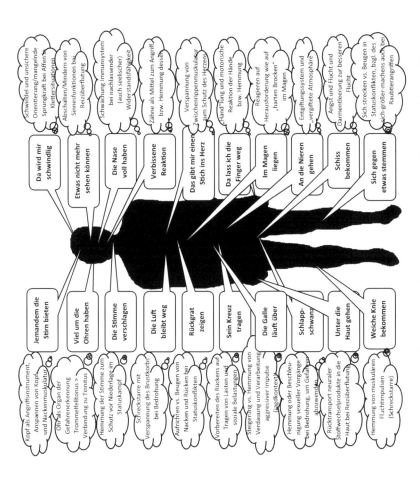

Abb. 2.2 Beispiele für Redewendungen und archaische Relikte nach Jonas und Jonas. (Quelle der Schatten-Silhouette: eigene Fotografie)

nicht jedoch als psychologisches Konzept. Er fand viele Verknüpfungen zwischen sprachlichen und non- und paraverbal betonten Bedeutungen aus seinen Interviews und dem, was zu limbisch vegetativem Wissen damals bekannt war.

Poimann stellte wesentliche Erkenntnisse zur Sprachgenerierung im Vergleich zu den von Jonas aufgestellten Postulaten sowie in Bezug auf weitere Grundannahmen der Idiolektik zusammen (Poimann 1995, 2010[1]): So ergaben Forschungen zur Lokalisierung der Zentren zur Sprachgenerierung, dass man nicht von zwei großflächigen Arealen ausgehen kann, die die Sprachfähigkeit steuern, sondern, dass mehrere kleinere Areale, deren Lokalisation individuell variieren kann, diese Funktion übernehmen. (Ojemann et al. 1989). Zudem unterstützen verschiedene über die Hemisphären verteilte Neuronen die Sprachgenerierung. Eccles fand heraus, dass die entsprechenden Areale auf der rechten Seite die linksseitigen Sprachgenerierungszentren unterstützen (Eccles 1989). Es ist also nicht weit hergeholt, von einer rechtshemisphärisch sprachlichen Beeinflussung zu sprechen. Der Bereich des Gyrus Cinguli scheint ebenfalls für eine emotionale Einfärbung der Sprache mit verantwortlich zu sein (Cramon und Ziegler 1992) Es wurden sogar direkte Verbindungen aus dem limbischen System und aus dem Thalamus zu den Sprachzentren gefunden. (Eccles 1989; Dimond 1980).

Damasio (Damasio 2000) nahm aufgrund neurophysiologischer Erkenntnisse eine Neubewertung kognitiver und emotionaler Anteile für Entscheidungsprozesse vor.

Neben den expliziten Erfahrungs- und Bewertungsfunktionen des Gehirns existierten laut Damasio parallel implizite entwicklungsgeschichtlich ältere Erfahrungs- und Bewertungsfunktionen. Diese seien bildhaft und szenisch, zudem motivational sehr bedeutsam, sie reagierten wesentlich schneller als kognitive Funktionen und seien körpernäher.

Damasio unterscheidet zwischen einem „erweiterten Bewusstsein" und einem „Kernbewusstsein". Das erweiterte Bewusstsein entspreche den konventionellen Vorstellungen unseres Bewusstseins. Es existiere ein sogenanntes „autobiografisches Gedächtnis", das dem Bewusstsein zugänglich sei. Im Abgleich mit dem verfügbaren „Arbeitsspeicher" würden hierbei Operationen, Vergleiche, Folgerungen und Entscheidungen auf kognitivem Wege, auch beeinflusst durch Emotionen vorgenommen.

Das von Damasio beschriebene Kernbewusstsein funktioniere nach einer anderen Logik. Im sogenannten „Proto-Selbst" würden permanent Zustände des gesamten Organismus durch das zentrale Nervensystem registriert und abgespeichert, diese seien aber dem Bewusstsein nicht direkt verfügbar. Eine solche Momentaufnahme halte alle Aspekte des Erlebten, der wahrgenommenen äußeren Situation, des körperlichen und geistigen Zustands, der Wahrnehmung der sozialen Kontexte etc., in einer ganzheitlichen sogenannten „Karte" fest („Karte erster Ordnung"). Eine zweite Funktion, auf der Vergleiche zwischen verschiedensten Karten erster Ordnung angestellt würden, wird „verändertes Proto-Selbst" („Karte zweiter Ordnung") genannt. Es stelle auf zentralnervöser Ebene ein natürliches Bewertungssystem dar. Dieses laufe aber vorwiegend nicht kognitiv ab, sondern mache sich über emotio-vegetative Koppelungen im Ergebnis eher körperlich bemerkbar. Damasio spricht hier von „somatischen Markern", die sich auf verschiedenen Organsystemen zeigen können, Begriffe wie „Bauchgefühl" fallen in diese Kategorie. Um ein Beispiel für eine solche Funktion zu nennen: Es kann z. B. sein, dass einem eine Person ein Produkt oder eine Dienstleistung anbietet, was sehr vorteilhaft klingt und nach kognitiver Prüfung nur Vorteile zu haben scheint. Analog zu Damasios Konzepten kann als Ausdruck der bisherigen Erfahrungen mit vergleichbaren Begegnungen nun bei diesem Kontakt ein diffuses körperliches Unwohlsein auftreten, was schließlich bewirkt, dass die Kaufentscheidung in Frage gestellt wird. Nach gründlicher anschließender Prüfung ähnlicher Fälle bewahrheitet sich eine solche „Bauchentscheidung" oftmals.

Gigerentzer widmete dem Thema Bauchentscheidung aus dem Blickwinkel der Neurowissenschaften ein ganzes Buch (Gigerentzer 2007) Weitere Autoren, die den Vorrang des emotionalen Systems vor dem kognitiven betonen, sind z. B. Roth (Roth 2001), Hüther (Hüther 2010) und Bauer (Bauer 2019), eine differenzielle Darstellung der Leistungen und Grenzen des emotionalen und kognitiven Systems zugeordnet zu Funktionsbereichen liefert Kahnemann (Kahnemann 2012). Jonas bemerkte in einem seiner Seminare (Jonas, persönliche Mitteilung 1984) „Die Aufgabe der Emotionen ist es, den Kognitionen den richtigen Stellenwert zuzuweisen." Damasios Konzepte erinnern an das „Unbewusste" bei Freud, jedoch ohne jede psychoanalytische theoretische Unterfütterung und auf der Basis neurowissenschaftlicher Untersuchungen. Sie kommen dem ebenfalls neurophysiologischen Konzept der „inneren Weisheit" von Jonas sehr nahe. In diesem Konzept unterstellt Jonas eine emotional gesteuerte Bewertungsfunktion in der Verarbeitung und Reaktion auf Lebensereignisse. Diese „innere Weisheit" sei hochwirksam und leistungsfähiger als die rein kognitive Bewertung und könne in seiner Form des beraterisch-therapeutischen Interviews zu Tage gefördert werden.[2]

---

[2] Der Begriff „innere Weisheit" ist angelehnt an den bei WB Cannon verwendeten Begriff „wisdom of the body", der bei Cannon allerdings mehr auf homöostatische Prozesse beschränkt ist. (Cannon 1935).

Andere Untersuchungen belegen, dass auch der subcortikale Bereich des Hippocampus mit seinen typischen „Theta Wellen" vor allem bei dem sogenannten Aha-Erlebnis (Trefzer et al. 1987) und bei Kreativität (Green und Green 1986) eine wichtige Rolle spielt.

Poimann stellt in der folgenden Tabelle zusammen, welche Elemente der Idiolektik einem Organsystem auf neurobiologischer und neuroanatomischer Ebene entsprechen (Tab. 2.1, Poimann 1995, Abdruck mit freundlicher Genehmigung des Huttenschen Verlags 507).

Jonas beschrieb darüber hinaus, dass zwanghafte Grübelkreisläufe und depressives Grübeln zur Vermeidung aversiver Zustände sich über das Prinzip der

Tab. 2.1 Übersicht idiolektischer Elemente, neurologischer Organsysteme und publizierender Autoren nach Poimann 1995

Elemente der Idiolektik	Entsprechendes Organsystem	Autor
Eigenbehavior	Zelle	Varela
Selbstorganisation	Organismus	Maturana
Episodisches Gedächtnis	Achicortex, Hippocampus	Springer/Deutsch, Markowitsch
Individuelle Sprache	Sprachzentren spezifisch/unspezifisch	Penfield, Ojemann
Kooperation, Altruismus	Septum, Amygdala	Eccles, Maturana/Varela, Lindauer
Emotionale Intonation (paraverbale Sprache) tätigkeitsbezogene Sprache	Gyrus Cinguli	McLean, v. Cramon, Possner
Subcortikale Sprache	Thalamus	Gazzaniga, Russel, Schaltenbrand, Ojemann, Sidtis, Brown, Dimond
Bildhaftes Arbeitsgedächtnis	Brodmann Areale 40, 39	Springer/Deutsch
Konkretes	Brodmann Areal 46	Springer/Deutsch
Verben	Untere Stirnhirnwindung	Damasio
Metaphern	Rechte Hemisphäre	Springer/Deutsch
Aha-Erlebnis, Kreatives	Hippocampus	Winson, Green, Trefzer
Freude	Laterale Amygdala, Septum	Eccles
Humor	Rechte Hemisphäre	Springer/Deutsch

physiologischen Bahnung[3] verfestigen (Winkler 2010, S. 238). Umgekehrt sei für die Lösung bzw. Auflockerung solcher physiologisch unterstützter Problem-Grübelkreisläufe die Verstärkung bereits bestehender Appetenz- und Ressourcen-verknüpfter Schaltkreise wichtig.

Diese Erkenntnisse wurden in weiteren Untersuchungen, wie Gunther Schmidt in seinen Seminaren häufig hervorhebt (Schmidt 2022, persönliche Mitteilung), in der Forschung zur Verknüpfung sprachlicher Inhalte näher beschrieben. Dies umfasst zum einen die sogenannte „Priming-Forschung" (Zhang et al. 2010) und zum anderen die Erforschung „Neuronaler Netzwerke" „Priming meint eine Art Bahnung von Assoziationen, abgeleitet von engl. ‚Zündung'. (…) Priming beschreibt schlicht Prozesse der Aufmerksamkeitsfokussierung, durch die unbewusste physiologische Reaktionen, Haltungen, emotionale Reaktionen und Absichten aktiviert werden können." (Schmidt 2004, S. 40).

Ein bekannter Satz, der eine Grundlage der neuronalen Netzwerk-Forschung zusammenfasst, das sogenannte Hebbsche Gesetz, lautet: „Cells that fire together wire together". (Hebb 1949). Der Nachweis dieses Gesetzes mittels moderner neurophysiologischer Methoden wurde 2016 über Yang und dessen Kollegen erbracht. (Yang et al. 2016). Die Priming-Forschung und die neuronale Netzwerk-Forschung stellen eine wesentliche Grundlage aller ressourcenorientierten Ansätze dar, Gunther Schmidt nimmt mit seinem hypnosystemischen Ansatz immer wieder auf diese Forschungsergebnisse Bezug. (Schmidt G. 2004).

2.2 Bezüge zur evolutionären Anthropologie

Die evolutionären Konzepte aus der Forschung von Jonas und Jonas finden ihren Eingang in die Idiolektik vor allem im Psychosomatik-Ansatz der eigensprach-lich orientierten Gesprächsform. Eine Übersicht der Beschreibung der evolutionär basierten Mechanismen von Jonas und Jonas findet sich weitgehend in dem Buch „Signale der Urzeit" (Jonas und Jonas 1977) sowie in „Archaische Relikte – Orientierungshilfen in der Allgemeinmedizin" (Jonas 1985) wieder, erweitert um die Veranschaulichung in klinischen Interviews auch in „Eigensprache" (Winkler 2010).

Die Grundannahme von Jonas und Jonas ist, dass jede Reaktion einer Person, egal ob diese psychisch oder körperlich stattfindet, in einem biologischen

---

[3] Physiologische Bahnung: verstärkte Nutzung und physiologische Koppelung häufig verwendeter neurologischer „Schaltkreise"

Sinnzusammenhang steht, insofern, als ihr ein Anpassungswert zugerechnet werden kann. Dies relativiert Ansätze, die Dysfunktionalität oder Defizite in den Vordergrund für die Erklärung unerwünschten Verhaltens oder für Symptome in den Vordergrund stellen, insofern, als für jede noch so nachteilig erscheinende Verhaltensvariante ein Sinnzusammenhang in der persönlichen Lebensgeschichte angenommen wird. Das Konzept des biologischen Anpassungswertes begründet in Beratung und Therapie eine biologisch fundierte Ressourcenorientierung.

Darüber hinaus haben Jonas und Jonas in jahrelanger Forschung eine Reihe spezifischer biologischer Zusammenhänge zusammengestellt, die Symptomen und Verhaltensauffälligkeiten entwicklungsgeschichtlich einen Sinn zuweisen. Sie sprechen hier von „archaischen Relikten". Relikt in diesem Zusammenhang bedeutet, dass eine Reaktion in einem früheren evolutionären Entwicklungsstadium des Lebens einen spezifischen Sinn gehabt habe. Dieser biologische Sinnzusammenhang sei im Kontext zu den entwicklungsgeschichtlich früheren Lebensverhältnissen zu sehen (beispielsweise regelmäßige Konfrontation mit Fressfeinden, Durchsetzung eigener Bedürfnisse mit körperlichen Mitteln wie Kampf, Flucht, Jagd, wie bei Cannon 1915 beschrieben). Methodisch wurde dies aus bestehenden physiologischen Besonderheiten und Reflexen und artübergreifenden Vergleichen hergeleitet. Diese Kontexte aus evolutionär früheren Lebensverhältnissen könnten im Laufe der Zeit durchaus verloren gegangen oder abgeschwächt worden sein. Dennoch könnten sie mit Triggern, die parallel zu den ursprünglichen Auslösern verliefen, durchaus wieder aktiviert werden. U. a. durch die Tatsache, dass der Faktor der körperlichen Umsetzung oft entfällt bzw. gehemmt wird, könnten diese archaischen Mechanismen zur Entstehung von Symptomen beitragen.

Viele dieser archaischen Relikte haben über parallele Beobachtungen in der Natur eine unmittelbare Plausibilität oder können aus der Forschung heraus über noch bestehende Reflexmuster nachvollzogen werden. Da die Erklärung aber in die Vergangenheit gerichtet ist, ist ein direkter Beweis solcher archaischer Relikte aber oft schwierig, es handelt sich also zunächst um mehr oder weniger plausible Hypothesen.

Die beraterische und therapeutische Verwendung solcher archaischer biologisch geprägter Sinnbilder kann anhand des folgenden Beispiels erläutert werden:

Sehr viele Menschen, die sich in bedrückenden oder für sie bedrohlichen Lebensumständen befinden, erleben plötzlich, dass sie recht heftige Brustschmerzen bekommen, die durchaus anhaltend sein können. Die nicht seltene Befürchtung, dass dies ein beginnender Herzanfall sein könnte, verstärkt die Symptomatik oft dramatisch. Häufig haben sich solche Patienten bereits mehrmals

als Notfall in ein Krankenhaus einweisen lassen und die Auskunft bekommen: „Wir haben alles untersucht, Sie haben nichts", oder, falls sie auf eine psychosomatisch geschulte Fachperson gestoßen sind, haben sie die Auskunft bekommen: „Sie hatten wahrscheinlich eine Panikattacke, begeben Sie sich in eine psychotherapeutische Behandlung." Als Fazit solcher Erklärungen bleibt bei den Patienten aber häufig die Erkenntnis hängen: „Mein Körper reagiert heftig, anscheint ohne Grund, die medizinischen Expert*innen können mir wohl nicht helfen und schicken mich zu Spezialisten für die Seele, obwohl mein Leiden eindeutig und unübersehbar körperlich ist."

Ein Reflex, der laut Jonas und Jonas in diesem Zusammenhang relevant sein könne, sei der „Interkostalreflex". (Jonas und Jonas, 1977, S. 86, 201) Wenn eine bedrohliche Situation für die im Brustkorb befindlichen inneren Organe entstehe (etwa evolutionär gesehen durch das mögliche Eindringen eines spitzen Gegenstandes wie einem Horn, Geweih, Speer oder durch Einwirkung stumpfer Kraft wie einem Schlag auf den Brustbereich) verspanne sich die Muskulatur zwischen den Rippen. Dies verstärke die Stabilität des Rippenverbands und erschwere das Eindringen von Fremdkörpern oder Rippenbrüche bei der Einwirkung stumpfer Gewalt. Bei Boxern z. B. könne man diesen Reflex in Erwartung von Brustschlägen sehr gut beobachten. Nun seien die häufigsten Bedrohungen in der heutigen Zeit nicht mehr körperlicher Art, sondern abstrakt und in der Regel zwischenmenschlich. Die Reaktion erfolge aber konkret und entlang der Jahrtausende, wenn nicht Jahrmillionen alten körperlichen Muster zum Schutze des Organismus. Die Erklärung eines solchen Reflexes (natürlich nach vorheriger gründlicher medizinischer Abklärung) kann für Betroffene einen sehr erleichternden Effekt haben.

Redenarten, die in diesem Beispiel auftauchen wie „Schläge" oder „ein Stich in den Rücken" veranschaulichen bereits, dass der Körper in unserer Alltagssprache repräsentiert wird. Solche volkstümlich geprägte Sprachkomponenten spielen bei der alltäglichen Beschreibung von Belastungsfaktoren und ihren körperlichen Begleitaspekten eine Rolle. Anbei zur Inspiration eine Auswahl körperbezogener Redewendungen und stichwortartige Hinweise, welche psychosomatischen Aspekte sowie archaische Relikte nach dem Konzept von Jonas und Jonas hier eine Rolle spielen könnten. Für ein tieferes Verständnis dieser Zusammenhänge wäre auf jeden Fall eine Vertiefung z. B. mittels des Buchs „Signale der Urzeit" (Jonas und Jonas 1977) sinnvoll (Abb. 2.2).

Interessanterweise hatte A.D Jonas eine evolutionär basierte psychosomatische Variante des Herzinfarkts postuliert, die bei den Umständen seines eigenen Todes eine Rolle gespielt haben mag. Er beschrieb, dass bei einem Individuum, das sich in einer unausweichlichen bedrohlichen Situation befindet, das archaische Relikt eines Scheintodes inklusive des physiologischen „Abklemmens" (physiologisch gesprochen Spasmen) der Herzarterien ausgelöst werden kann. Ähnliche Reflexe ließen sich in voll ausgebildeter Form bei Bedrohung durch Raubtiere heute noch etwa bei der Beutelratte finden. Es handele sich bei diesem „**Scheintodreflex**" um eine extreme Variante einer Schreckstarre, um von potenziellen Angreifern entweder übersehen oder für Aas gehalten zu werden. Das Tier überlebe in der Regel auch Attacken, in denen es von Raubtieren angeknabbert werde, da die meisten Raubtiere kein Aas fressen. Und so erwache es nach einiger Zeit aus diesem Scheintod wieder. Beim Menschen führe dieses archaische Erbe seiner Vorfahren aufgrund einer Physiologie des Herzens, die sich im Laufe der Entwicklungsgeschichte verändert habe, oft genug zum Tode. (Jonas und Jonas 1977, Ed. 1996, S. 26) Die persönliche Situation von Jonas, angesichts unüberwindlicher Umstände seinen Lebenstraum (seine Professur in Wien) zu verlieren, enthält einige Kriterien der oben beschriebenen psychosomatischen Hypothese. Insofern mag es sein, dass Jonas entlang seiner eigenen evolutionär geprägten psychosomatischen Konzepte starb.

2.3   Prinzipien und Haltungen in der Idiolektik

Ein wesentliches Prinzip, das in das Menschenbild der Idiolektik einfließt, ist das der **Individualität** von Verhalten und Erleben. Jedes Verhalten ist das Resultat einer ganz persönlichen Auseinandersetzung mit Lebensverhältnissen, inneren Strukturen, Erfahrungen und Handlungen und kann als solches von außen letztlich nicht vollständig erfasst, bewertet oder gar vorhergesagt werden. Dies steht nicht in Widerspruch mit der Erforschung von Verhalten und Erleben, deren Aufgabe es ja gerade ist, diesbezügliche allgemeine Regeln und Erkenntnisse zu entwickeln. Diese haben ihre Gültigkeit aber vor allem auf einer allgemeinen Ebene, der exakte Rückbezug auf den individuellen Einzelfall ist nur eingeschränkt möglich, etwa im Bereich der Hypothesen.

Der Prozess der individuellen Auseinandersetzung mit den eigenen Lebensgegebenheiten beruht in dem Konzept der Idiolektik auf dem lebenserhaltenden Prinzip der **Selbstorganisation** (wie in den biologisch fundierten Konzepten zur „**Inneren Weisheit**" bereits erläutert). (siehe auch das Konzept der „Autopoiesis" bei Maturana und Varela (Maturana und Varela 1987)). Diese Leistung, angesichts der eigenen Lebensgegebenheiten einen eigenen Weg als Anpassungsprozess zu finden, wird in der Idiolektik als solcher gewürdigt und – selbst wenn dieser Weg mit scheinbaren Fehlanpassungen verbunden zu sein scheint – nicht in Frage gestellt.

Ein weiteres wichtiges Prinzip der Idiolektik ist das der **Ressourcenorientierung.** Dieses Prinzip beruht auf der Überzeugung, dass sinnvolle Impulse für
Veränderungen nachhaltig nur stattfinden können, wenn an bereits bestehenden
Kräften, Fähigkeiten und Erlebnissen, die die Person stärken, angesetzt wird. Dies
bedingt die uneingeschränkte Haltung, dass ausreichend Ressourcen für eine Problemlösung, ggf. Gesundung im Gegenüber vorhanden sind, auch wenn diese
auf den ersten Blick ggf. nicht ersichtlich sind. In den sogenannten „Volkacher
Axiomen" der Gesellschaft für Idiolektik und Gesprächsführung (GIG) heißt es:

„1. Sowohl Klienten als auch Therapeuten sind Individuen, deren Organismus nach
einem selbstorganisierenden Prinzip funktioniert (=innere Weisheit).[4]

2. Diese innere Weisheit schafft unter den gegebenen Umständen aktuelle optimale
Verhaltensweisen um zu leben.

3. Idiolektik ermöglicht durch ausschließliche Fokussierung auf die Eigensprache des
anderen die Akzeptanz des selbstorganisierenden Prinzips (=innere Weisheit). Die
innere Weisheit als wesentliche Eigenschaft des Organismus ist die einzige Kraft, die
Veränderung ermöglicht."

Nun mögen Begriffe wie Individualität, Selbstorganisation, innere Weisheit und
Ressourcenorientierung aus humanistischer Sicht und mehr noch aus beraterischer
und therapeutischer Sicht zunächst wie Allgemeinplätze klingen. In den Konzepten vieler Beratungs- oder Therapieformen kommen diese oder ähnliche Begriffe
vor. Das Besondere bei konsequent ressourcenorientierten Ansätzen wie hier bei
der Idiolektik ist, dass diese Konzepte in die Mitte dieses Ansatzes gerückt werden und dass sie wirklich durchgängig gelebt werden. Dies soll das Vorgehen
bei anderen Ansätzen, diese Konzepte als Zusatz zu ihren Grundkonzepten hinzufügen, nicht schmälern, sondern lediglich die Prinzipien und Haltungen in der
Idiolektik verdeutlichen und schärfen.

Konsequente Orientierung an der inneren Weisheit und der Selbstorganisation
des Klienten heißt hier, den Expertenstatus an den Klienten abzugeben. Diese
Expertenfunktion wird lediglich in Bezug auf die methodisch-prozessuale Exper-
tise wahrgenommen, im Vertrauen, dass im Klienten schon alle „Zutaten" für
einen passenden Weg bzw. für eine realistische Lösung vorhanden sind.

---

[4] Der erste und dritte Teil der ursprünglichen Volkacher Axiome der auf das Prinzip der
Selbstorganisation fokussierte, wurde hier in der Formulierung abgeändert, weil im Rahmen
einer Jahrestagung der GIG (Gesellschaft für Idiolektik und Gesprächsführung) stichhaltig
das Argument angeführt wurde (Eckard Krüger, persönliche Mitteilung), dass ein Prinzip
keine Kraft sein oder entwickeln kann, wohl aber ein Organismus, der nach einem bestimmten Prinzip funktioniert.

Orientierung an der Individualität heißt hier, wirklich überzeugt zu sein, dass für den Berater oder Therapeuten individuelle Hinweise oder Sinnzusammenhänge seitens des Klienten konsequent Vorrang vor vorgegebenen Vorgehensweisen haben. Das bedeutet, dass noch nicht bekannte, ggf. überraschende, oder scheinbar unangepasste Sichtweisen und Lösungswege, die aus dem Klienten kommen, genauestens exploriert und bzgl. ihrer Sinnzusammenhänge verstanden werden müssen. Sie bilden die Basis für Lösungsansätze und werden in diesem Konzept als wichtiger behandelt als vorgegebene, ggf. manualisierte Konzepte und Lösungsschritte. Die Überzeugung der Wichtigkeit der Individualität basiert auf dem Konzept der Inneren Weisheit sowie dem biologischen Anpassungswert von Verhalten.

Konsequente Ressourcenorientierung bedeutet in der Idiolektik die Überzeugung, dass eine klassische durch den Berater oder Therapeuten angeleitete Problemlösung in der Regel nicht notwendig ist. Vielmehr sollte das Finden, Herausstellen sowie das konkrete Spürbarmachen und Aktivieren von Ressourcen im Kontext präsentierter Probleme den Hauptteil beraterischer und therapeutischer Arbeit ausmachen. Ressourcenfokussierung heißt hier aber nicht, sich ausschließlich in vermeintlichen Lösungsbeschreibungen oder -räumen zu bewegen, auch die Differenzierung von Problembeschreibungen und leidvollen Themen wird im Konzept der Idiolektik als „gespickt mit Ressourcen" begriffen und – wenn von dem Klienten gewünscht – entsprechend aufgegriffen. So kann beispielsweise die Schilderung eines massiven Rückenleidens über eine metaphorische Besprechung zu einem Bild vieler Pakete, die man sich auflädt, führen. In der weiteren Erkundung des Bildes könnte die Einsicht aufkommen, dass es sich wichtig ist, Verantwortung für andere zu tragen, sodass man einige Pakete nicht ablegen würde. Für andere Pakete käme bei der Frage, was deren Sinn sein könnte, das Bild des Gewichtsausgleichs auf und schließlich die Erkenntnis, dass man die wichtigen Pakete auf seinem Rücken auch umverteilen könnte und so die übrigen Pakete nicht mehr bräuchte. Der Rest der notwendigen Prozessschritte eines Problemlöseprozesses wird hier nicht weggelassen, sondern darauf vertraut, dass viele Prozessschritte initiiert durch diese Haltung und dieses Vorgehen in dem Klienten i. d. R. von selbst ablaufen. Im Sinne der Überzeugung, dass Ton, Thema und Tempo von dem Klienten bestimmt werden, werden als einzige Indikatoren, ob innerhalb des Problemlöseprozesses eine weitere Begleitung notwendig ist, die Signale angesehen, die vom Klienten selbst ausgehen. Ein passender Spruch hierzu wäre: „Bitte nicht helfen, das Leben ist schwer genug" (Gunthard Weber, persönliche Mitteilung).

2.4 Menschenbild und Problemlösungs-/Gesundungs-Bild

Bezugnehmend auf das Menschenbild in der Idiolektik ist wie gesagt das wichtigste Prinzip das Vertrauen auf die **Selbstorganisationskräfte** des Klienten die vorrangige Sicht auf den Klienten in der Idiolektik.

Dies beinhaltet die Überzeugung, dass im Klienten das Wissen liegt, was ihm oder ihr guttut, was schadet und was notwendig ist für eine Problemlösung, Heilung oder Besserung.

Bzgl. des Problemlöseprozesses oder der Gesundung des Klienten geht man in der Idiolektik davon aus, dass der Klient Experte in eigener Sache ist und dieser Status wird ihm oder ihr uneingeschränkt zugestanden. Das Wissen, welche Punkte für eine Problemlösung wichtig sind, was in Bezug auf das Problem zu beachten ist etc., ist bei dem Klienten in seiner **Inneren Weisheit** vorhanden, wenn auch implizit. Dies bedeutet u. a., der Klient bestimmt Thema, Ton und Tempo des Gesprächs. Der Berater oder Therapeut passt sich dieser Einsicht in der Idiolektik konsequent an. Genauso wird auch das, was nicht besprochen wird, an die Signale des Klienten angepasst. Deutet ein Klient an, dass ein Thema möglicherweise für ihn oder sie unangenehm sein könnte, (auch nur indirekt über Körperhaltung, Mimik oder Sprachmelodie) folgt der Berater oder Therapeut einer anderen angebotenen thematischen Spur bzw. bietet an, dies zu tun.

Um eine Stringenz der Methode zu gewährleisten, ist eine Übereinstimmung von Menschenbild, Haltung und Technik wichtig. Wie werden also diese Grundannahmen in der Idiolektik umgesetzt? Gemäß den Erkenntnissen aus den neurophysiologischen Grundlagen (siehe vor allem Damasio oben) liegt dieses Wissen nicht einfach abfragbar zur Verfügung, sondern ist vorrangig ein implizites Wissen. Dementsprechend ist eine Methodik notwendig, um sich diesem impliziten Wissen anzunähern. Die entsprechende Methodik ist hier der **Weg über die Eigensprache.** Dieser Weg über die Eigensprache beinhaltet, dass nach Sprachbedeutungen des Klienten erst gefragt werden muss, entsprechend der Überzeugung, dass nichts, was der Klient sagt, von vornherein selbsterklärend ist, da es sich ja um höchst individuelle Bedeutungen handelt.

Um quasi einen Filter zu schaffen, der hilft, sich auf voraussichtlich bedeutsame und relevante Inhalte zu fokussieren, hilft das Konzept der **Schlüsselworte.** Ein Schlüsselwort ist ein Wort oder sprachlicher Ausdruck, welches mit Bedeutungen von zentraler persönlichen Wichtigkeit für den Klienten aufgeladen ist. Ein Hinweis, dass es sich möglicherweise um ein Schlüsselwort handeln könnte, ist der kontextuelle Gebrauch des Wortes. Wenn das Wort in der Bedeutung und dem Kontext, in dem es gebraucht wird, etwas von dem konventionellen Rahmen abweicht, könnte es sich um ein Schlüsselwort handeln, oder wenn es in der Sprachmelodie oder der begleitenden Körpersprache und Mimik hervorgehoben wird. Ob es sich tatsächlich um ein Schlüsselwort gehandelt hat, erfährt man immer erst im Nachhinein anhand der Resonanz vonseiten des Klienten. Die Frage nach einem vermeintlichen Schlüsselwort sollte kurz und offen sein und keine Vorannahmen vonseiten des Beraters oder Therapeuten transportieren. So wird dem Klienten bezugnehmend auf seine oder ihre Selbstorganisationskräfte keine Richtung von außen vorgegeben und ein größtmöglicher Spielraum für die Darlegung der eigenen inneren Welt gegeben. Etwa in einer Frage wie: „Können Sie mir etwas mehr über XY erzählen?" Soweit ein erster Hinweis, in welche Richtung das Erschließen der Eigensprache des Klienten in der Idiolektik methodisch geht. Mehr Details hierzu unten im Kapitel „Idiolektische Basismethoden und Techniken".

Die Kraft der individuellen Sprache und Metaphern (Eigen-Sprache)

3

Auf den ersten Blick scheint die Technik, nach der Bedeutung von Worten zu fragen, recht einfach, geradezu simpel zu sein. Die dahinterliegende Theorie der Verknüpfung der Bedeutung von Worten mit einer Vielzahl neuronaler Netzwerke und des Zugangs zu implizitem limbischen Wissen des Sprechenden ist es nicht. Zur Erinnerung: Die Erfahrungs- und Bewertungsfunktionen des bei Damasio beschriebenen implizit arbeitenden „Kernbewußtseins" sind laut Damasio bildhaft und szenisch und körpernah, zudem motivational sehr bedeutsam, und reagieren wesentlich schneller als kognitive Funktionen.

Tatsächlich spielen bei der Beschreibung der individuellen Bedeutung von Worten Bilder und Metaphern und Bezüge zu Körpererleben und Körperbewusstsein eine wesentliche Rolle. Sie tauchen meist spontan und ohne vorherige kognitive Reflexion auf, einfach bei dem Versuch, verständlich zu machen, was mit einem verwendeten Begriff gemeint bzw. damit verbunden ist. Der Berater oder Therapeut steigt in diese Metaphern ein und lässt sie sich ausgiebig beschreiben Es kann sein, dass die Tiefe dieser Verknüpfungen und die Bezüge zu verschiedenen persönlichen Ebenen dabei für den oder die Sprechenden spontan einsichtig werden, was oft einen verblüffenden Effekt für beide Gesprächsbeteiligten hat.

Um diesen Zugang über die Erläuterung von Worten und die dabei entstehenden Metaphern näher zu verdeutlichen hier ein Ausschnitt aus einem idiolektischen Gespräch mit Maria R. (Name geändert, Kommentare in Kursivschrift):

„Maria R: So, im letzten Jahr ist mir das so passiert, dass ich so wahnsinnig gelacht habe bei irgendwas und dann hatte ich aber das Gefühl, das geht dann so nahtlos in ein Weinen über. Dann werden so die Tore zu allem geöffnet und dann denkst du: „Huch, bist du verwirrt, was ist denn jetzt los? Bist völlig ausgeliefert, dass das so …"

© Der/die Autor(en), exklusiv lizenziert an Springer-Verlag GmbH, DE, ein Teil von Springer Nature 2023
P. Winkler, *Einführung in die Idiolektik*, essentials,
https://doi.org/10.1007/978-3-662-67301-0_3

(Die Klientin spricht einen Problembereich des spontanen intensiven Gefühlswechsels an).

Peter W.: Aber das kennt man ja auch so aus Filmen, dass die Leute erst lachen und dann plötzlich weinen usw., das ist einfach nur: die Tür aufmachen! *(stellt das Geschehen in einen anderen Kontext (Unterhaltung) und wiederholt das metaphorische Schlüsselwort „Tore werden geöffnet" in abgeschwächter Form „Tür öffnen").*

Maria R: Das ist wie bei einem Staudamm.
(Bietet zu dem Schlüsselwort „Tore öffnen" ein Bild an).

Peter W.: Wie ist das bei einem Staudamm?
(Greift das Schlüsselwort „Staudamm", das eine Metapher darstellt, auf und lässt es sich beschreiben).

Maria R: Ja, den muss man ganz dosiert aufmachen. Ist ja etwas Gutes, ein Staudamm. Darf halt nicht immer ganz bis oben voll sein und das darf ja auch keine Risse kriegen. also, das muss ja … ungeheuer, was da dahinter ist an Wasser, wenn du mal an so einer großen Talsperre warst, wenn da ein ganzer See dahinter ist und du denkst: „wie hält das?" Muss schon stabil sein, ja! Was mir ein bisschen Angst macht: ich hab das im Wallis mal gesehen, in der Schweiz, spannend! Wenn das so anfängt und du denkst: „wehe, wehe, wenn …"

Ich war mal an der Möhnetalsperre, und die haben sie ja im Zweiten Weltkrieg… diese Dinger ja bombardiert, dass die überflutet werden. Die haben sie ja absichtlich zerstört, diese Talsperren. Gemein, da reisst's ja alles weg. ich weiß nicht, wie viel Wasser da rauskommt… wieder mal typisch ich, dass mir so etwas einfällt …

(Beschreibt das Schlüsselwort in Zusammenhang mit katastrophalen Geschehnissen und absichtlicher Schädigung von außen).

Peter W.: (gleichzeitig) Und wie funktioniert das, dass man da immer nur so ein winziges Bisschen…

(Lässt den katastrophalen Aspekt beiseite und greift den Aspekt der Problembewältigung und der Kontrollierbarkeit „dosiert aufmachen" im präsentierten Bild auf und lässt sich diese Vorsicht mit der selbst eingebrachten Formulierung „ein winziges Bisschen" beschreiben).

Maria R: Ich weiß es nicht, ich weiß es nicht, ich habe sogar schon mal geguckt, wie es de facto technisch ist, aber ich stelle mir vor, das ist wie so ein Rad, also ein Räderwerk. Du musst es ja stufenlos machen, du kannst es ja nicht aufruckeln, es muss stufenlos gehen. Du musst es ja präzise… Ich denke das wird heute alles elektronisch gesteuert… Aber früher habe ich mir das so vorgestellt, als wenn da jemand am Rad dreht, dass das wirklich stufenlos ist. Dass du wirklich sagen kannst: soviel und wie viel kommt jetzt raus. Und wie viel muss ich ablassen, also wirklich dosiert ablassen, dass unten keine Zerstörung entsteht und oben der Druck aber vermindert wird. Wann muss ich wieder zu machen oder kann ich's ein bisschen weiter aufmachen? Weil ich mir einfach vorstelle, der Druck ist so irrsinnig, bei diesen Wassermassen. Kann man sich gar nicht vorstellen, was das für ein Druck ist und wie man das hinkriegt... Weil die sind ja auch so konkav, diese Mauern sind ja nicht gerade, sondern so gewölbt, ja. Das finde ich auch so ein Meisterwerk, solche Talsperren. Die müssen unglaublich gut verankert sein, müssen aus Beton sein und die müssen Halt haben in den umgebenden... in der Umgebung.

(Es wird im Bild ein Mix aus Konkretisierung der Problembewältigung und möglicher Komplikationen mit katastrophalen Risiken beschrieben).

Peter W.: Und wo kriegen sie den Halt her?

(erfragt anhand des Schlüsselwortes „Halt" im Bild angedeutete fundamentale Ressourcen).

Maria R: Also ich denke, dass die innen, bin ich sicher, dass die so Stahl-Verstrebungen haben, dass das nicht nur Beton ist. Dass die so ein Stahlgerüst innen haben und dass die im Untergrund, dass das tief runtergehen muss, der Druck muss sich ja verteilen und der muss sich, denke ich, seitlich verteilen, oben geht ja nicht. Seitlich und nach unten muss der sich verteilen. Und dann müssten, denk ich mal, diese Verstrebungen gut im umgebenden Erdreich veran-kert sein. Und das ist schon wichtig, weil, weißt du, du kannst ein ganzes Dorf, ein ganzes Tal auslöschen. Weil, wenn das Ding weg... gesprengt wird, dann gibt es eine Flutwelle, das ist ein richtiger Tsunami. Da muss man schon gut, gut und sorgfältig damit umgehen, genau wissen, was man tut.

(Mix aus Konkretisierung der fundamentalen Ressourcen und Katastrophenbe-fürchtungen).

Peter W.: Wie wird das verankert?

(Fragt im Bild konkretisierend nach weiterer Beschreibung der Ressourcen).

Maria R: Also, jetzt so meine laienhafte Vorstellung, wenn ich es machen würde, ich würde mir erstmal eine Stelle aussuchen, die dafür geeignet ist, so viel Druck auszuhalten, muss natürlich auch eine Stelle sein, wo Wasserzufluss ist.

Und ich hab' nur die Vorstellung: Es kann ja nicht alles statisch sein, weil, was statisch ist, bricht schneller, es kann nämlich sein, wenn Du Beton hast, glatt und hart, dass da was fehlt. Weil das ist zu starr. Irgendwas muss nachgeben, irgendwas – und wenn minimal – muss sich bewegen. Weil Wolkenkratzer müssen sich auch bewegen können. Es muss schon 'ne Schwingung da sein, Bewegung.

(es wird in der weiteren bildhaften Beschreibung eine Polarität zwischen Statik und Flexibilität erläutert).

[...].

Es müssen mehrere Sachen gegeben sein, es muss gut verankert sein, es muss schwingungsfähig sein, es muss standhalten und es muss sich öffnen und schließen lassen.

(konkretisiert den vorsichtigen Lösungsprozess und stabilisierende Elemente).

Peter W.: Aha.

Maria R: Ja, man muss aufpassen, dass es nicht zu Ermüdungserscheinungen kommt, ...

Peter W.: Ja.

Maria R: ... zu Ermüdungsbrüchen oder Ermüdungsrissen, das ist wichtig.

Musst immer danach gucken, Sorge dafür tragen, ich glaube, deshalb sind die auch 24 h besetzt, falls irgendwas passiert. Und du musst immer mal wieder... die lassen sich ja auch runter, das hab ich mal gesehen, das ist spannend, das sind ja oft viele, viele 100 m, die lassen sich runter an so Seilen und kontrollieren die, ich weiß nicht, wie oft das passiert, dass da so ein Wartungstrupp kommt, aber dann wird das Ding also wirklich genau untersucht, ob irgendwo Risse sind.

(beschreibt weitere Risiken und gründliche Kontrollen zu deren Vermeidung).

Peter W.: Angenommen, da sind welche, was machen die dann?

(konkretisiert Katastrophenbefürchtungen anhand der Frage der Behebung beschriebener möglicher begrenzter Schäden).

Maria R: Hm, was macht man dann? Also auf jeden Fall sorgfältig gucken, was es ist, wie groß es ist, wo es ist an dem Damm. Und dann besserst du's aus, ich würde mal sagen, dass du neuen Beton nimmst. Also, du musst schon sehr genau eruieren. Wie tief geht der, evtl. schon bis auf die Substanz. Ist eventuell schon dieses Stahl... dieses Stahlgerüst, also das wär das Schlimmste, wenn das angerostet wär, das wär das Allerschlimmste, also wenn das wirklich morsch ist, ja? Da gibt es so alte Talsperren, die dann stillgelegt werden müssen, weil dann ist nichts mehr zu machen, ja?

(Beschreibt im Bild einen gründlichen Analyse- und Problemlöseprozess mit Andeutung einer möglichen maximalen Katastrophe).

Peter W.: Okay.

Maria R: Also wenn da das Stahlgerüst rostet oder der Beton aufweichen würde, das wäre nicht gut. Aber wenn Du sagst, du hast 'ne gute Talsperre, die funktionstüchtig ist, dann sagst du, „OK, wir haben da was gesehen", je frühzeitiger, desto besser, dann könnte ich mir vorstellen, dass du dann... Aber du darfst das nicht nur zuschmieren, du darfst den Riss nicht nur zuschmieren und sagen, aha, sehe ich nicht mehr, sondern, vielleicht gehst du am besten hin und sagst aha, so und so tief ist der Riss, und dann kannst du vielleicht mit 'ner ganz feinen Spritze oder so das auffüllen, du musst das schon auffüllen, damit's wieder stabil ist, also nur optisch zuschmieren ist nicht gut, dann macht's weiter innen drin …, dann frisst sich's weiter.

(betont im Bild die Notwendigkeit eines gründlichen und tiefer gehenden, wenn auch invasiven Problemlöseprozesses).

Peter W.: Mhm. Und die Füllung so?

(fragt im Bild nach dem Material, um den Schaden aufzufüllen).

Maria R: Wie? Ich stell mir das so vor ich hab da 'ne Vorstellung wie (lacht kurz) wie 'ne Spritze in groß, die mit flüssigem Beton gefüllt ist (leicht lachend) Und dann gehst du da rein und dann „tschhhhhhhhh" machst du das da rein. Dass du irgendwie guckst, so eine ganz feine Kanüle …

(beschreibt im Bild einen gründlichen und vorsichtigen Problemlöseprozess).

Peter W.: OK.

Maria R: … womit du dann da rein gehst und dann ganz vorsichtig guckst, dass du nicht zu dolle sondern dass Du das wirklich gut … und dann „Ah, jetzt ist es voll", und wenn du merkst: „ja, das fängt jetzt irgendwie an, raus zu tropfen", dann dass du dann da sagst „jetzt ist es gut!" Und dann machst du das dann vorne schön glatt, dann musst du natürlich schön warten, bis es ausgehärtet ist…

(leicht flüsternd) Vielleicht könnte man auch … Ah, mir kommt gerade, um mitzukriegen, was in so 'nem Damm los ist, könnte ich mir vorstellen, dass man's über Schwingungen …, dass man's hören kann.

(beschreibt im Bild einen allmählichen und achtsamen Problemlöseprozess und deutet eine mögliche neue Qualität der Wahrnehmung in der Analyse an).

Peter W.: Mhm.

Maria R: Dass du vielleicht auch irgendwie draufklopfst… Das ist 'ne Idee, dass du wenn du's von außen nicht sehen kannst, um sicher zu gehen, könntest Du wie Schallwellen aussenden, und dann hören, ob sich was verändert, wie, wenn du auf 'ne Wand klopfst und dann hörst du, wo ein Hohlraum ist. Sowas!

(konkretisiert im Bild diese neue Qualität der Wahrnehmung).

Peter W.: Okay. Also dann hört man die Schwingungsfähigkeit.

(Unterstreicht die neu entdeckte Qualität der Wahrnehmung, wandelt Begriff „Schwingung" in Fähigkeitsbegriff „Schwingungsfähigkeit" ab).

Maria R: Genau, die würde sich dann verändern, also, indem Moment, wo alles stabil und solide ist, würdest du sagen: „Aha, so muss sich's anhören, alles gut". Aber wenn sich etwas ändert, würdest du sagen, „Oh, das hört sich anders an, da ist irgendwie ein Hohlraum oder da ist was, was nicht sein soll." Die sind natürlich Profis, die wissen, wie was klingt und die könnten dann vorsichtig, nicht dolle, vorsichtig irgendwie draufklopfen. Nicht mit dem Hammer oder so. Das sind so Spezialisten, die können das. Die haben so ein feines Ohr für ganz feine Veränderungen. Das sind so Dammspezialisten, die kommen dann dahin mit so 'nem Hörrohr, ja? Und dann sagen sie: „Ah, da klingt was anders, da müssen wir mal gucken."

(beschreibt im Bild Eigenschaften, die man für diese Fähigkeit entwickeln muss).
Peter W.: Mhm. Was müssen die denn für ein Gehör haben, damit das klappt?
(fragt weiter nach der Entwicklung für die Fähigkeit notwendiger Eigenschaften).
Maria R: Die müssen ein gutes Gehör haben, ich hab das Gefühl, etwas anderes ist wichtiger: Die müssen Interesse für Dämme haben. Das ist wichtig, dass sie ein Interesse… also, dass sie Dämme gerne haben. Das hört sich jetzt komisch an. Und dass sie „dedicated" sind. Dass sie das mit Hingabe machen und mit Liebe und mit Sorgfalt. Und nicht sagen „Ach, das ist ja nur ein Damm", sondern: „Das ist was ganz Wichtiges!" … Menschenlebensnotwendig. Und dann, im Laufe der Zeit, dadurch kriegen sie das gute Gehör. Weil sie's mit Liebe machen, mit Sorgfalt, mit Ruhe. Professionalität auch, Sachverstand, ja? Und das Gehör kommt dann, das wird immer feiner und feiner und feiner. Das ist was, was Du auch gut lernst: Je mehr Du Dich damit beschäftigst, desto sorgfältiger und besser hörst Du! Du wirst dann zum Spezialisten, Du hörst dann Sachen, die andere Leute nicht hören.

(beschreibt weiter die achtsame und zugewandte (jenseits der Metapher sicher auch selbstverbundene) Entwicklung von Eigenschaften, die für diese Fähigkeit notwendig sind).

In dem obigen Beispiel aus dem Ausschnitt eines idiolektischen Gesprächs wird veranschaulicht, wie tief man in ein sprachliches Bild mit kurzen an der Sprache orientierten minimalen Interventionen einsteigen kann, wie eine ressourcenorientierte Exploration innerhalb einer Metapher aussehen kann und wie innerhalb der Metapher neue Ideen und potentielle Lösungs- und Bewältigungswege spontan auftauchen können.[1] Im weiteren Verlauf des Gesprächs beschreibt die Klientin noch ein zweites Bild des Umgangs mit gewaltigen Wassermassen, den Rheinfall in Schaffhausen, mit dem wesentlich positivere und genussbetontere Assoziationen verbunden sind.

Nun fragte eine meine Probeleserinnen am Ende der Sequenz: „Und wann kommt die Auflösung? Wann erklärst Du der Klientin endlich die Bedeutung der Metaphern

---

[1] Marie R. berichtete übrigens beim Korrekturlesen dieses Abschnitts, dass zu einem späteren Zeitpunkt (passend zu der beschriebenen Metapher) eine OP mit Stahlverstärkung im Knochenbereich bei ihr notwendig geworden sei, auch seien ihr Parallelen zu weiteren psychodynamischen und Lebens-Entwicklungen aufgefallen, von denen sie damals (vor ca. 6 Jahren) nichts geahnt habe. Nun können solche nachträglichen Einsichten schlecht als Beweis für die Tiefe solcher Metaphern aus der Eigensprache genommen werden, nichtsdestoweniger passieren solche parallelen Erkenntnisse und Entwicklungen auf mehreren Ebenen nicht selten.

und was sie im praktischen Leben als Konsequenz daraus ziehen kann?" Und hier kommt ein fundamentaler Unterschied zu „bewusstmachenden" Vorgehensweisen: Wenn in der Metapher eine Ressource auftaucht, eine neue Wendung mit Optionen einer Problemlösung, belässt der Berater oder Therapeut (im Vertrauen auf die impliziten Prozesse) diese Einsicht auf der metaphorischen Ebene und führt das Gespräch auf dieser Ebene weiter. Eine kognitive Auflösung würde der Intervention einer Konfrontation gleichkommen und den laufenden impliziten Prozessen entgegenlaufen, etwa wie bei dem Phänomen, einen Witz zu erzählen, indem man die Pointe erklärt.

Oft genug kommt es im Laufe einer solchen metaphorischen Erkundung zu einem Aha-Erlebnis bzgl. anderer Lebensbereiche, falls nicht, arbeitet das so kreierte Bild in der Regel im Klienten weiter und wird in der nächsten Besprechung weiter besprochen, wenn es bis dahin nicht schon eine Wandlung erfahren hat.

Eigensprache und Bedeutungen auf mehreren Ebenen – Bezüge zur Psychosomatik im weiteren Sinne

4

Sehr viele Worte werden in unterschiedlichen Kontexten verwendet. Die Verwendung dieser Worte in unterschiedlichen Kontexten ist in der Regel kein Zufall, hier fließt in den Volksmund schon eine parallele Verarbeitung auf unterschiedlichen Ebenen ein. Nehmen wir das Wort „Druck". Druck ist zunächst mal ein physikalischer Begriff und bedeutet, dass ein Objekt in der Regel mit einem anderen in Berührung kommt und entweder durch dessen Gewicht oder durch Krafteinwirkung einem Druck ausgesetzt wird, je nach Beschaffenheit des ersten Objekts kann es ggf. zu Erhitzung, Verformungen oder Brüchen oder ähnlichem kommen. Druck kann es aber auch im Zwischenmenschlichen geben. Im psychosozialen Kontext bedeutet Druck in der Regel, jemanden mit seinem Willen oder Erwartungen zu konfrontieren und damit verbunden Konsequenzen oder Zwang in Aussicht zu stellen oder von der passiven Seite, einem solchen ausgesetzt zu sein. Druck im zwischenmenschlichen kann aber auch physisch wörtlich genommen werden, d. h. z. B. eine Extremität eines anderen zu nehmen und mit der Hand Druck auszuüben, oder jemanden mit Hilfe des eigenen Körpergewichts herunterzudrücken etc. Druck gibt es als körperliche Sinnesempfindung, etwa, wenn eine Missempfindung oder ein Schmerz einer Körperregion als Druck empfunden wird („drückender Schmerz"). Dieser Druck kann von außen nach innen gehen oder von innen nach außen, ein auseinandergehender „ziehender" oder ein komprimierender „zusammenpressender", Druck sein. Jede Form des Empfindens hat eine spezifische Bedeutung, sei es schlicht auf der Wahrnehmungsebene, auf einer medizinischen Ebene oder auf der metaphorischen Ebene. Solche parallelen Beschreibungen von Worten, die auf unterschiedlichen Ebenen ähnliche Bedeutungen aufweisen, gibt es für eine Vielzahl von Wörtern. Es würde hier zu weit führen, eine Art Katalog mit möglichen Bedeutungsvariationen wiederzugeben. Für die Gesprächsführung relevant ist hier, dass die Parallelen von Prozessen

© Der/die Autor(en), exklusiv lizenziert an Springer-Verlag GmbH, DE, ein Teil von Springer Nature 2023
P. Winkler, *Einführung in die Idiolektik*, essentials,
https://doi.org/10.1007/978-3-662-67301-0_4

auf unterschiedlichen Ebenen zum einen spontan im Gespräch ineinander über-
gehen können oder als Intervention vonseiten des Beraters oder des Therapeuten
gewechselt werden können. Ein Klient, der eine „verbissene" Reaktion schildert,
könnte z. B. gefragt werden, was passieren würde, wenn er oder sie sich tatsächlich in etwas verbeißen würde und nicht loslassen würde oder jemanden beißen
würde. Von der passiven Seite her könnte man fragen, wie er oder sie reagieren
würde, wenn es tatsächlich drohen würde, von jemandem oder etwas gebissen
zu werden. Eine andere Möglichkeit nach „Verbissenheit" auf der Organebene zu
fragen, wäre: „Schadet das nicht Ihren Zähnen?"

Aber zunächst zu dem Ansatz, wie bei der Schilderung körperlichen Befindens
oder von Beschwerden in der Idiolektik vorgegangen wird:

Da ja für die Beschreibung von Körpererleben auch Worte verwendet wer-
den, ist ein Zugang über Schlüsselworte auch hier möglich. Dies hat für die
Beschreibung möglicher psychosomatischer Phänomene verschiedene Vorteile:
Üblicherweise werden bei vermuteten psychosomatischen Faktoren die bekannten
Belastungsfaktoren abgefragt wie „klappt alles in der Ehe?", „haben Sie Stress
auf der Arbeit?", „grübeln sie viel und erleben Sie noch Freude im Leben?"
etc. Hiermit kommt man dem Klienten zum einen sehr nahe, was in vielen
Fällen vor allem in Bezug auf Problembereiche oft nicht gewünscht wird. Des
Weiteren werden hier „Kurzschlüsse" in den Bereich des Psychischen und des
Zwischenmenschlichen gemacht, die für den Klienten ggf. nicht plausibel sind
und Widerstand hervorrufen können im Sinne von:

„Warum fragt er nach meiner Partnerschaft und nach meiner Zufriedenheit im
Leben? Mir tut doch ganz klar die Schulter weh, ich hab' ja nichts am Kopf!"
Demgegenüber bleibt die Frage in der Idiolektik angesichts der geschilderten
Beschwerden klar innerhalb des präsentierten Bezugsrahmens, z. B.:

„Können Sie mir Ihre Schulterschmerzen etwas genauer beschreiben?" oder,
wenn man mit seiner Frage eine mögliche Metapher induzieren will: „Wenn
man bei mir künstlich einen ähnlichen Schulterschmerz hervorrufen wollte, was
müsste man dann mit mir anfangen?"

Mögliche Antwort: „Man müsste den Arm nehmen und ihn nach hinten auf
den Rücken verdrehen, so wie in einem „Polizeigriff"."

Weitere Frage: „was geschieht bei einem Polizeigriff?"

Mögliche Antwort: „Es wird z. B. ein Demonstrant, der seine Meinung kund-
tun will und ggf. dabei gegen Gesetze wie Versammlungsrecht verstoßen hat,
gefügig gemacht und abtransportiert."

Weitere Frage: „Was halten Sie davon, wenn man Demonstranten so gefügig
macht?"

Mögliche Antwort: „Ich find' das ungerecht. Der will ja nur seine Meinung sagen. Ich kann mir auch vorstellen, dass sich bei dem eine ohnmächtige Wut aufstaut. (– *Pause* –) also ähnlich wie bei mir, wenn ich mal wieder die Schimpf-tiraden meines Mannes ertragen muss, nur, weil ich aus seiner Sicht wieder was falsch gemacht hab'." *(spontane Einsicht in eine Hintergrunddynamik).*

Eine weitere technische Variante wäre z. B., dem Klienten eine Identifizierung mit dem betroffenen Organ anzubieten: „Angenommen, die Schulter könnte sprechen und sie würde da einfach so nach hinten verdreht, was würde die davon halten?"

Wie im obigen Beispiel ist es nicht selten, wenn man bei der Beschreibung eines Körpererlebens die Bedeutung eines Schlüsselworts erfragt, bzw. nach auf-tauchenden Metaphern fragt, dass im Laufe einer solchen Besprechung auf der rein metaphorischen Ebene früher oder später ein Groschen fällt. Natürlich kann man solche Erfahrungen nicht „machen", sie entstehen bei im besten Falle tech-nisch sauber geführten Gesprächen plus bei Eintreten verschiedener günstiger Faktoren, die man nicht herstellen kann.

Non- und paraverbale Signale als ressourcenorientierte Wegweiser

Die Wichtigkeit nonverbaler Signale, d. h. Signale, die unabhängig von Sprache auftauchen, wie Körperhaltung, Mimik, Gestik und paraverbaler Signale wie Stimmqualität, Lautstärke, Sprachmelodie kann für den beraterischen oder therapeutischen Prozess nicht hoch genug eingeschätzt werden. Ich verweise hierzu ein weiteres Mal auf die Erkenntnisse von Damasio, dass die Prozesse bei dem beschriebenen emotionsnahem „Proto-Selbst" vor allem implizit ablaufen. Non- und paraverbale Signale verlaufen fast ausschließlich auf einer impliziten Ebene, sei es, dass durch bestimmte Gesten absichtlich ein bestimmter Verlauf oder eine Stimmungslage veranschaulicht werden soll.

Insofern liegen mit diesen Signalen eine recht zuverlässige Informationsquelle über den derzeitigen Zustand des Klienten vor, die unbedingt berücksichtigt werden sollen. Wie Jonas in einer persönlichen Mitteilung (Videoaufzeichnung) formuliert hat: „Der Körper lügt nicht, der Mund ja!" (Winkler 2010, S. 174).

Wie oben schon beschrieben kann dies recht eindeutige Signale umfassen, wie z. B., bei Ansprechen eines bestimmten Themas die Arme zu verschränken, oder ein Stück im Stuhl nach hinten zu rutschen oder die Mundwinkel nach unten zu ziehen. Sinnvolle Reaktionen des Beraters oder Therapeuten darauf wären, dann das angesprochenen Thema zu wechseln oder dies anzubieten.

Diese Signale können aber durchaus noch wesentlich subtiler im Prozess genutzt werden, etwa, um herauszufinden, welche Themengebiete mit Ressourcen versehen sind oder welche inhaltlichen Aspekte des Gesprächs von dem Klienten sehr wahrscheinlich bevorzugt würden. Um dies zu veranschaulichen kann man nahezu auf Inhalte verzichten, deswegen werden zur Veranschaulichung hier statt der Inhalte Füllwörter verwendet.:

Klient: Ich hab mir in letzter Zeit viel Gedanken über „Hm" und „Tja" *(mit gleichbleibender Stimme)* gemacht, dabei ist mir aufgefallen, das ich sehr häufig „Soso" *(Stimme senkt sich ab, Körper sackt leicht im Stuhl zusammen)* gemacht

P. Winkler, *Einführung in die Idiolektik*, essentials,
https://doi.org/10.1007/978-3-662-67301-0_5

habe. Naja nicht nur „Soso", sondern ganz selten auch mal „Kieks" *(Stimme wir heller, lebendiger und lauter, Körper richtet sich leicht auf)*.

Während ein Therapeut des personenzentrierten Ansatzes im Sinne der Verbalisierung emotionaler Erlebnisinhalt (VEE) möglicherweise nach dem „Soso" fragen würde, würde hier ein idiolektischer Therapeut oder Berater eher auf das „Kieks" eingehen, etwa mit: „Können Sie mir ein bisschen mehr über „Kieks" erzählen?"

Es ist durchaus sinnvoll, diese non- und paraverbalen Signale dergestalt in den Vordergrund zu rücken, dass sie ein ebenso starkes Gewicht einnehmen wie die rein inhaltlichen Aussagen des Klienten und die inhaltlichen Hypothesen bzw. Assoziationen aufseiten des Beraters oder Therapeuten. Das bedeutet, nach den Schlüsselworten zu fragen, die non- und paraverbal im Kontext der sonstigen Äußerungen eher positiv herausgehoben sind. Eine positive Hervorhebung kann sich je nach Kontext allerdings unterschiedlich äußern. So kann diese in einem depressiven Kontext durchaus eher düster ausfallen. Hier gilt: Im Kontext der Farbmetaphern von „Abgrundschwarz", „Tiefschwarz", „Pechschwarz" und „Anthrazit" ist „Anthrazit" die Ressource, da braucht man nicht auf ein „frisches Apfelgrün" zu warten.

Minimalismus in Beratung und Therapie – das Tri-Mini Prinzip

Das Ziel von „Tri-Mini" richtet sich darauf, so viel an lenkenden Elementen wegzulassen wie möglich bzw. wie nötig und die Lenkung des Gesprächs konsequent an den Gesprächspartner zurück zu geben. Es propagiert einen beraterisch-therapeutischen Minimalismus, im Sinne eines Katalysators.[1]

So werden z. B. Interventionen hier nur in einem Maße verwendet, wie sie für den Prozess notwendig sind. Um den Begründer der Idiolektik, A.D. Jonas, zu zitieren: „Ein Katalysator ist ein chemisches Element, das einen Prozess fördert, ohne in den Prozess einzugreifen. Und da reicht oft ein Tropfen, Ihr müsst nicht einen ganzen Liter hinein leeren!" (Jonas, persönliche Mitteilung auf einem Seminar, Winkler 2010, S. 73).

Tri-Mini bedeutet, dass es drei Hauptbereiche gibt, bei denen in der Idiolektik besonders darauf geachtet wird, nur in minimaler Weise zu agieren:

1. Minimale Intention
2. Minimale Interpretation
3. Minimale Intervention

6.1 Zur minimalen Intention

Da in der Idiolektik der Berater oder Therapeut überzeugt ist, dass alle Bedeutungen höchst individuell sind, kann es von Seiten des Gesprächsleiters a priori

---

[1] Ein Katalysator in der Chemie ist ein Stoff, der eine bestimmte chemische Reaktion erleichtert, indem die „Aktivierungsenergie" verändert wird, ohne selbst durch die Reaktion verändert zu werden.

P. Winkler, *Einführung in die Idiolektik*, essentials, https://doi.org/10.1007/978-3-662-67301-0_6

keine vorgegebene Richtung geben, wo Ressourcen stecken oder wo Problembeschreibungen zu finden sind. Eine Lenkung in die ein oder andere Richtung wäre also in Bezug auf diese Grundüberzeugung widersinnig. Stattdessen hat der Berater oder Therapeut eine Haltung der **Zieloffenheit. D. h.** es wird nicht gelenkt, es wird keine Richtung vorgegeben und es ist auch zunächst kein klares Ziel erkennbar. Dies kann für Einsteiger, die in anderen kurztherapeutischen bzw. kurzberaterischen Methoden geübt sind (die ja oft sehr stark strukturierend und zielorientiert sind), verwirrend sein. „wie kann ich effektiv und in kurzer Zeit in Richtung Problemlösung einen Beitrag leisten, wenn ich nicht mal ein klares Ziel vor Augen habe?" Auch für Freunde der Struktur kann diese Haltung in der Berater- oder Therapeuten-Rolle zunächst echtes Unwohlsein auslösen.

Es wird aber sehr wohl eine Richtung, sogar sehr dicht an einer pragmatisch umsetzbaren Realisierung, verfolgt. Diese Richtung ergibt sich aber aus impliziten Signalen des Klienten. Indem der Berater oder Therapeut dem Klienten anhand dessen positiver non- und paraverbaler Signale ressourcenorientiert folgt, bleibt er oder sie sehr nahe an den Anliegen des Klienten. Über das Aufgreifen der Eigensprache und der ausgedrückten Schlüsselworte werden oft überraschende Zugänge und auftauchende Themen gefunden, die sich i. d. R. als sehr unterstützend für die Anliegen des Klienten erweisen. Der Therapeut oder Berater orientiert sich also sehr stringent an den Zielen des Klienten und geht dabei scheinbar paradoxerweise zieloffen vor. Sehr häufig ergeben sich auf diesem Wege überraschende Sichtweisen, es tauchen Ressourcen in Problembeschreibungen auf, die man dort nicht vermutet hätte, es entstehen neue Verknüpfungen und Bezüge zu anderen Ebenen, die ebenfalls unerwartet sind und es entstehen Lösungsansätze und konkrete funktionierende Handlungsoptionen jenseits des Vorstellungsvermögens des Beraters oder Therapeuten.

6.2 Zur minimalen Interpretation

Entsprechend der oben beschriebenen Grundüberzeugung der Individualität von Bedeutungen und Sinnzusammenhängen in Bezug auf die Handlungen des Klienten können grundlegende Interpretationen nur auf ein vages Erraten von Bedeutungen hinauslaufen. Der idiolektische Berater oder Therapeut nimmt nichts als selbstverständlich an und lässt sich auch scheinbar eindeutige Zusammenhänge erklären, nur um immer wieder zu lernen, wie vielschichtig und schillernd menschliches Erleben, Verhalten und deren Sinn sein kann. Nichtsdestoweniger braucht es, um ein Gespräch sinnvoll führen zu können, dennoch eine gewisse Interpretation von Verhalten und Bedeutung, deshalb ist hier die

Rede von „minimaler Interpretation". Insofern bewegt sich der Berater oder Therapeut auf der Ebene beschreibbaren Erlebens und Verhaltens, mit einer fachlich begründeten Naivität entlang der naheliegendsten Interpretation ohne Aufbau komplexer Theorien. Er oder sie nimmt Worte wörtlich, bemüht sich regelmäßig um Rückmeldungen und überlässt das Zusammenfügen komplexer Zusammenhänge, kausaler Ketten und Bezüge zwischen verschiedenen Ebenen weitgehend dem Klienten. Im Übrigen kann eine solche minimale Interpretation auf einer einfachen und beschreibenden, Dinge wörtlich nehmenden Ebene auch sehr inspirierend für den Klienten sein. Dieser erwartet i. d. R. schließlich von einem Experten für Verhalten die Deutung und Beschreibung komplexester Zusammenhänge, sodass die Beobachtung einfacher Abläufe im positiven Sinne überraschend und inspirierend sein kann: Pablo Picasso sagte: „Ich konnte schon früh zeichnen wie Raffael, aber ich habe ein Leben lang dazu gebraucht, wieder zeichnen zu lernen wie ein Kind."

Um eine weitere Parallele aus einem anderen Wissensgebiet aufzuführen: Das Studium der Ästhetik und der Prinzipien der Entstehung von Strukturen in der unbelebten und belebten Natur führt immer wieder auf die Variation einfachster Zusammenhänge zurück, die aber rekursiv sind, also auf sich selbst bezogen sind. Dies sind wichtige Prinzipien, die man in sehr vielen Bereichen der Natur findet. Beispiele für Strukturen, die sich auf diese Weise aufbauen, findet man z. B. beim Aufbau von Pflanzen (so z. B. bei Romanesco oder Baumrindenmustern), bei Mustern, die man im Aussehen von Küstenstreifen findet, bis hin zum goldenen Schnitt in der Kunst. Das Stichwort für solche einfachen Prinzipien im Entstehen von Naturphänomenen nennt sich **„fraktale Strukturen"**, die in man sehr verschiedenen Bereichen beobachten und erforschen kann. Ein Zweig hierbei experimentiert z. B. auch mit der mathematischen Simulation solcher fraktalen Strukturen, indem dieselbe einfache Formel immer und immer wieder auf sich selbst angewendet wird. In einer grafischen Visualisierung solcher Formeln führt dies zu den faszinierendsten Mustern, in denen bei aller Vielfalt aber bestimmte Grundmuster immer wieder auftauchen.

Ähnliche Phänomene finden sich auch in einem Prinzip der Idiolektik: dem Prinzip des **Isomorphismus:** Hierbei geht es darum, das wesentliche persönliche Themen und Muster sich im Gespräch auf unterschiedlichsten Ebenen und Lebensgebieten wiederholen. D. h. man findet ähnliche Muster und Themen etwa in der Beschreibung eines Problems, in der Schilderung positiv konnotierter Lebensbereiche, in der Schilderung von Körpererleben, in der Beschreibung zwischenmenschlicher Beziehungen, in der Darlegung neutraler ich-fremder Sachverhalte, in unterschiedlichsten Metaphern etc. Solche Phänomene erlauben im Grunde erst die parallele Besprechung auf unterschiedlichen Ebenen, wie etwa der metaphorischen Ebene. Sie sind Basis für Inspirationen und ggf. Aha-Erlebnisse, die aus dem Wechsel von Ebenen entstehen. Neue Erkenntnisse für den Gesprächspartner ergeben sich dabei aus der Betrachtung gleicher Themen und Muster aus unterschiedlichen Blickwinkeln oder aus verschiedenen Erlebensbereichen.

6.3   Zur minimalen Intervention

Interventionen in Beratung und Psychotherapie sind nicht risikolos. Vor allem bei Interventionen, bei denen der Klient direkt oder indirekt signalisiert, dass diese für ihn oder sie nicht passend sind und dies vonseiten Berater oder Therapeut übersehen oder ignoriert wird, kann es zu einer Verschlechterung der Symptomatik oder der Situation kommen. Es ist also wichtig, sicherzustellen, dass die Feedbackschleifen, die über den Klienten implizit oder explizit permanent ablaufen, auch gehört, gesehen und berücksichtigt werden. Das Konzept der minimalen Intervention unterstützt diese Zielsetzung. Weitreichende Interventionen wie Zuschreibungen, ausgiebige Deutungen, fundamentale Verhaltensempfehlungen oder Empfehlungen zur Neugestaltung der Lebensumstände werden in der Idiolektik weitestgehend vermieden. Da aber letztlich jede Reaktion auf Verhalten des Klienten (auch eine Nicht-Reaktion) eine Intervention darstellt, lassen sich Interventionen nicht komplett vermeiden, dies wäre auch nicht sinnvoll. Die Mehrzahl der Interventionen in der Idiolektik bewegen sich auf der Ebene der Fragen nach Schlüsselworten und anderen Merkmalen der Eigensprache. Interventionen mit dem Ziel, stockende Prozesse in Gang zu setzen, etwa mithilfe eines Feedbacks oder einer leichten Provokation finden vorwiegend auf einer mikroprozessualen Ebene statt, z. B. bzgl. Sprachbedeutungen oder konkreten Erlebens bzw. konkreter Handlungen. Eine Einschätzung der Beziehungskomponente und der Belastbarkeit des Klienten als Voraussetzung solcher – auch minimaler – Interventionen ist in jedem Falle unerlässlich.

Ein Beispiel für eine solche mikroprozessuale Intervention könnte z. B. eine leichte Provokation sein, mit einer Interpretation „gezielt daneben zu zielen", in der Hoffnung auf eine Korrektur durch den Klienten. Gegenüber einem leicht aufbrausenden Klienten, der sich aber anders darstellt: „Bestimmt haben Sie diese Bemerkung Ihrer Chefin erstmal so hingenommen" „Was? Von wegen! „Wissen Sie was ich der gesagt habe? ..."

Idiolektische Methoden und Techniken 7

Wie schon erwähnt sind Techniken und Methoden in der Idiolektik auf der mikroprozessualen Ebene zu sehen. D. h. sie beziehen sich ganz konkret darauf: Was wird durch den Berater oder Therapeuten in welcher Form gefragt oder gesagt? Sie ergeben nur Sinn, indem sie in die Prinzipien und Haltungen der Idiolektik eingebettet sind. Zunächst ein Überblick über wesentliche Elemente für den Einstieg in einen idiolektischen Zugang zum Klienten, wenn man z. B. Grundelemente für einen ersten Einstieg braucht. Danach werden etwas differenzierter einige wesentliche mikroprozessuale Techniken der Idiolektik aufgelistet:

7.1 Methodischer Überblick für einen idiolektischen Einstieg (Basisinterventionen)

- Wichtige Worte (Schlüsselworte) aufgreifen und beschreiben lassen.
  Diese werden häufig nonverbal und stimmlich unbewusst hervorgehoben oder weichen in der Verwendung oft tendenziell von der gängigen Bedeutung ab.
  Beispiel: Kl.: „Das ist eine undurchsichtige Situation"
  Ber./Ther.: „Wie können Sie mir das Undurchsichtige beschreiben?"
- Kurz und verständlich fragen
  Beispiel: Eine konventionelle Intervention von Ber./Ther. könnte sein: „Sie haben mir X und Y geschildert und mir ist aufgefallen, dass Sie an anderer Stelle schon über Y gesprochen haben und ich frage mich, ob das vielleicht ein wichtiges Konzept für Sie ist. Möchten Sie mir mehr über Y erzählen?" Hier wird der Klient angeregt, zunächst bei den Überlegungen des Beraters oder Therapeuten zu verweilen und bleibt dementsprechend nicht bei sich. Anstelle dessen lautet

P. Winkler, *Einführung in die Idiolektik*, essentials, https://doi.org/10.1007/978-3-662-67301-0_7

eine entsprechende kurze idiolektische Frage des Ber./Ther.: „Möchten Sie mir mehr über Y erzählen?"

- **Offen bzw. öffnend fragen**

  Dem Gesprächspartner die Möglichkeit der Auswahl lassen, nichts vorgeben, nicht beeinflussen, keine eigene Hypothesen und Zielsetzungen abfragen

  Beispiel : Anstelle der Frage Ber./Ther.: „Bei ‚Z' ist mir aufgefallen, dass das ja durchaus auch ein Hürde sein kann. Wie können Sie ein solche Hürde überwinden?" eine entsprechende offene idiolektische Frage stellen, z. B.: Ber./Ther.: „Können Sie mir ‚Z' näher beschreiben?"

- **Worte „wörtlich" nehmen**

  sich trauen, konkrete Fragen zu „selbstverständlichen" Dingen zu stellen

  Beispiel: Kl.: „Ich bin wirklich ziemlich in dieses Problem verwickelt."

  Ber./Ther.: „Das ‚Verwickelte' würde mich interessieren. Wie würde es ausschauen, wenn wirklich etwas ver-wickelt wäre, da steckt ja „Wickeln" drin."

- **Metaphern aufgreifen und beschreiben lassen**

  Beispiel: Kl.: „Das ist so wie eine Drachenschnur, wo der Drachen wie verrückt Kapriolen geschlagen hat. Da ist die Schnur hinterher nur noch ein einziger Wust, voller Knoten, nicht mehr zu lösen. Eigentlich kann man das nur noch wegschmeißen." Ber./Ther.: „Wie kann ich mir das vorstellen, wenn so ein Drachen wie verrückt Kapriolen schlägt?"

- **Den positiven non- und paraverbalen Signalen folgen im Gespräch**

  Beispiel: Kl.: „Ja, das kann passieren, wenn es ziemlich stürmisch am Strand ist. Da reißt der Drachen fast ab. Das ist schlimm (runzelt die Stirn) Der ruckelt und zuckelt als wenn er seine Reise ganz allein fortsetzen wollte." (grinst) Ber./Ther.: „Wie kann ich mir das vorstellen, wenn ein Drachen seine Reise ganz allein fortsetzen möchte?"

- **Der Gesprächspartner bestimmt Ton, Thema, Tempo und Verlauf des Gesprächs**

  sowie was für ihn oder sie richtig oder falsch ist

  Haltung des sich korrigieren Lassens

  Beispiel: Kl.: „Ja ich weiß gar nicht, ob ich jetzt weiter über den Drachen sprechen möchte, ich hab ganz allgemein gerade die Nase voll."

  Ber./Ther.: „Ja gut! Was macht man, wenn die Nase voll ist?"

- **Grenzen des Gesprächspartners werden respektiert (auch angedeutete)**

  Beispiel: Kl.: „Man schnäuzt sich, wird's los! Auch jetzt bei dem Gespräch gerade, ich merke wie mich das erschöpft hat. Ich weiß gar nicht, wie weiter…"

  Ber./Ther.: „Gut, dass Sie das wahrnehmen! Möchten Sie dann lieber hier Schluss machen und wir machen einen anderen Termin?"

Soweit eine kleine Sammlung von Einstiegsinterventionen, hier eine systematischere Auflistung einiger Interventionen und Techniken in der Idiolektik:

7.2 Explorative Interventionen

Explorative Interventionen beschreiben den Zugang zur Eigensprache des Klienten, es werden hier verschiedene Varianten beschrieben, wie ein Zugang/Einstieg in die Eigensprache erfolgen kann:

7.2.1 Interventionen zur Exploration der Eigensprache

Auch bei explorativen Fragen handelt sich um Interventionen, da der Interviewer immer methodisch eine Auswahl trifft, im Vordergrund ist hier aber die Haltung des „mitgehens".

- Offene Explorationsfragen (anhand von Schlüsselworten oder W-Fragen, mit Ausnahme von „warum" und „weshalb", da dies oft als Bewertung, Aufforderung zur Rechtfertigung oder mögliche implizite Abwertung des Verhaltens oder Erlebens des Klienten wahrgenommen werden kann)
  Beispiel: *Kl.: „Es tut mir echt gut, im Wald spazieren zu gehen. Ich hab sogar einen Lieblingsplatz."*
  Ber./Ther.: „Wie sieht es denn da aus, auf Ihrem Lieblingsplatz?"
- Bedeutung möglicher Schlüsselwörter erfragen
  Beispiel: *Kl.: Da werd' ich regelmäßig unheimlich sauer!"*
  Ber./Ther.: „Was ist das Unheimliche daran?"
- Alltägliche „selbstverständliche" Begriffe und Vorgänge erklären lassen
  Beispiel: *Kl.: „Wenn ich mich so aufrege, kümmere ich mich erstmal um meine Pflanzen."*
  Ber./Ther.: „Können Sie mir ein bisschen über Ihre Pflanzen erzählen?"
- Konkretisieren lassen
  Beispiel: *Kl.: „Eigentlich möchte ich da einen ganz neuen Weg beschreiten."*
  Ber./Ther.: „Wenn das wirklich ein Weg wäre, wie sähe der denn aus?"
- Vom Gesprächspartner angebotene/angedeutete Bilder explorieren lassen
  Beispiel: *Kl.: „Da reißt mir die Hutschnur!"*
  Ber./Ther.: „Können Sie mir beschreiben: Wo hat man denn eine Hutschnur?"
- Non- und paraverbal positiv stimmungsgeladene Inhalte vertiefen.

Beispiel: *Kl.: „Ich fühl mich dann ganz dumpf und gefühllos. Hm! (grinst leicht) Da fühl ich wenigstens nicht, dass man mir dauern auf die Zehen tritt"*
Ber./Ther.: „Wie ist das, wenn man sowas nicht fühlen muss?"
- Non- und paraverbal negativ stimmungsgeladene Inhalte vermeiden (gleiches Beispiel wie oben)
- Sich korrigieren, belehren lassen.
  Beispiel: *Kl.: „Dem Chef die Meinung sagen? Nein, sowas würde ich nie tun!"*
  Ber./Ther.: „Was tun Sie dann stattdessen?"

7.2.2 Techniken zur Unterstützung der Exploration der Eigensprache (mikroprozessuale Interventionen)

Intervenieren auf mikroprozessualer Ebene des Gesprächsverlaufs zur genaueren Exploration, nicht mit dem Ziel der Einflussnahme. Es wird hier nicht in Bezug auf wesentliche Lebensthemen des Klienten interveniert.

- Unterschiede bilden/erklären lassen
  Beispiel: *Kl.: „Die eine Situation macht mir nicht viel aus. Aber die andere ist mir egal."*
  Ber./Ther.: „Was ist der Unterschied?"
- Gegenteile beschreiben lassen (polarisieren)
  Beispiel: *Kl.: „Auf der einen Seite habe ich ja gar nicht das Recht, ihn um sowas zu bitten ..." Ber./Ther.: „Und auf der anderen Seite?"*
- Vorteile eigener Denk- und Verhaltensweisen erklären lassen (adaptiver Sinn)
  Beispiel: *Kl.: „Ich schäme mich maßlos, dass ich mich in dieser Situation so klein und unscheinbar mache.*
  Ber./Ther.: „Was ist denn der Vorteil, da klein und unscheinbar zu erscheinen?"
- Nach sonst üblicher angemessener Reaktion fragen (verborgener adaptiver Sinn)
  Beispiel: *Kl.: „Das sitzt mir echt im Nacken."*
  Ber./Ther.: „Angenommen es würde einem wirklich körperlich etwas oder jemand im Nacken sitzen. Was würde man da tun?"
- Personifizieren lassen von Organen/inneren Anteilen
  Beispiel: *Kl.:„Das muss ich wohl auch noch schultern."*

> Ber./Ther.: „Was würde Ihre Schulter sagen, wenn da ein Ding nach dem anderen geschultert wird?"

- Körper- Organbilder beschreiben/malen lassen

  Beispiel: Kl.: „Da habe ich innerlich mittlerweile ganz feine Sinne entwickelt. Ber./Ther.: „Sie malen doch gern, können Sie mir für das nächste Mal aufmalen, wie diese feinen Sinne aussehen könnten?"

- Auslassungen füllen/erfragen, angedeutete Inhalte bzw. zur erwartende ausgelassene Schritte aussprechen (lassen)

  Beispiel: Kl.: „Die Sache ignorieren wäre die erste Reaktion, die mir einfallen würde."

  Ber./Ther.: „Was wäre dann die zweite?"

- Vergleiche aus unterschiedlichen Sinnes-/Erlebensbereichen bilden lassen

  Beispiel: Kl.: „Dieses Brennen in der Schulter kündigt sich immer durch ein Prickeln an."

  Ber./Ther.: „Wenn dieses Prickeln eine Farbe hätte, wie könnte das aussehen?"

- Andere Sprachebene wählen lassen z. B. bei abstrakten Sachverhalten, um eine emotionalere Komponente hinzufügen zu lassen, z. B. über Dialekt oder Inhalte wie einem Achtjährigen erklären lassen

  (bei einem Achtjährigen ist bereits ein gutes logisches Verständnis auf der konkreten Ebene, aber i. d. R. noch nicht auf der abstrakten ausgebildet)

  Beispiel: Kl.: „Da kann ich nicht einfach spontan reagieren. Ich hab' da meine moralischen Prinzipien!"

  Ber./Ther.: „Angenommen, Sie würden das jetzt einem Achtjährigen erklären und der versteht das Ganze nicht. Wie müssten Sie das erklären, dass der das versteht?"

7.3 Direkte Interventionen

Direkte Interventionen gehen über die rein explorative Funktion hinaus, sie werden eher in Ausnahmesituationen, wenn der Beratungs- oder Therapieverlauf oder Gedankenfluss des Klienten ins Stocken kommt oder bei sonstigen Komplikationen durchgeführt, erfordern also eine Indikation. Es gilt der Spruch „if it ain't broke, don't fix it", d. h. ohne entsprechende Indikation im Verlauf des Gesprächs werden auch keine direkten Interventionen durchgeführt.

7.3.1   Techniken zur kognitiven/emotionalen Fokussierung

Intervenieren durch Verstärkung/Abschwächung, Fokussierung/Defokussierung bestimmter bestehender Sichtweisen, Bewertungen und Elemente. Probeweises Einführen möglicher alternativer Sichtweisen, Bewertungen und Elemente

- Schauplatzwechsel vornehmen
  Den Fokus des Beschriebenen wechseln, um z. B. Aspekte mit positiven Emotionen bzw. mit weniger negativen Emotionen zu beleuchten (z. B. auf Nebenschauplatz gehen, oder Krisenherd fokussieren)
  Beispiel: *Kl.: „Im Raum war die Atmosphäre deutlich zu spüren, man konnte kaum atmen!"*
  Ber./Ther.: „Können Sie mir den Raum mal beschreiben?"
- Dissoziationstechnik, Indirektes Besprechen heikler Themen
  Trennen des Gesprächsthemas von heiklen oder schmerzlichen Aspekten oder Verschiebung innerhalb des Gesprächsthemas zur Reduktion negativer Emotionen (z. B. im Bild, im Nebenschauplatz)
  Beispiel: *Kl.: „Der hat mir buchstäblich vor aller Augen das Messer in den Rücken gerammt"*
  Ber./Ther.: „Warum nimmt man da eigentlich den Rücken?"
- Fähigkeiten, Ressourcen hervorheben
  Beispiel: *Kl.: „Es ist immer wieder dasselbe, ich mühe mich ab und am Ende bleibt nichts als Kritik und Missachtung"*
  Ber./Ther.: „Wie schaffen Sie es all die Jahre, da immer wieder den Anlauf für diese Mühe zu nehmen?"
- Situationen/Sichtweisen umdeuten
  Positive Konnotation, Betonen von guten Gründen
  Beispiel: *Kl.: „Wenn ich von ihr solche Bemerkungen schon höre, dann könnte ich die rechts und links ohrfeigen. Und was tue ich? Nichts".*
  Ber./Ther.: „Da verschonen Sie die Kollegin vor diesem Schicksal? Finden Sie das nicht rücksichtsvoll?"
- Identifikation mit Organen/inneren Anteilen anbieten
  Beispiel: *Kl.: „Nach einer solchen Situation hacke ich immer auf mich selbst ein."*
  Ber./Ther.: „Sie sagen, Sie hacken auf sich ein, da ist ja ein Teil der hackt und ein Teil, auf den wird eingehackt. Können Sie mir zuerst mal den Teil, auf den eingehackt wird, näher beschreiben?"
- Unterbrechen, andere Bereiche erfragen

Beispiel: (nach einer langen Beschreibung der Krankengeschichte): *Kl.: „Dann bin ich noch zu diesem Doktor gegangen und der hat noch eine neue Diagnose vergeben. (nimmt einen tiefen Atemzug)"*

Ber./Ther.: „Wie war das, zu so vielen Experten zu gehen und immer dieselbe Geschichte von vorne zu erzählen?"

- Schlimmstmögliche Szenarien erfragen

  Beispiel: *Kl.: „Ich könnte dann echt auf die Kollegen losgehen!"*

  Ber./Ther.: „Echt, Sie würden anfangen, die zu verprügeln?"

  Kl.: „I wo, aber ich würde wohl lauter werden."

- Verallgemeinern bewertender und selbstabwertender Äußerungen auf andere.

  Beispiel: *Kl.: „Ich kann mir das einfach nicht verzeihen, dass ich im Büro einen solchen Fehler gemacht habe."*

  Ber./Ther.: „Angenommen, die Kollegin, mit der Sie eng zusammenarbeiten, würde denselben Fehler machen, wie würden Sie da reagieren?"

- Bilder selbst einführen

  Beispiel: *Kl.:„Bei jedem Weg, den ich beschreite, kommt an irgendeiner Stelle der Punkt, an dem es nicht weiter geht."*

  Ber./Ther.: „Das hat man ja bei Labyrinthen auch."

  Kl.: „Ja, genau!"

  Ber./Ther.: „Wie würde man sich in einem Labyrinth verhalten?"

- Geschichten/Beispiele/Sinnsprüche erzählen

  Beispiel: *Ber./Ther.: „Sie suchen da ja intensiv nach einer Lösung und strengen sich sehr an. Kennen Sie den Gelassenheitsspruch? Der geht glaube ich ungefähr so: ‚Gib mir die Gelassenheit, Dinge hinzunehmen, die ich nicht ändern kann, gib mir den Mut und die Entschlossenheit, Dinge zu ändern, die ich ändern kann und gib mir die Weisheit, das eine vom anderen zu unterscheiden'. Was halten Sie davon?"*

- ressourcenorientierte Erklärungen geben

  Beispiel: *Kl.: „An so einer Stelle kann ich dann körperlich einfach nicht mehr weiter."*

  Ber./Ther.: „Wenn ich das richtig verstehe, macht Ihr Körper da ja was ganz Sinnvolles. Der sagt erst mal ‚Stopp! So mache ich nicht weiter!' "

- Humorvolle Darstellung von Inhalten

  Beispiel: *Ber./Ther.: „Da haben Sie ja schon einiges mitgemacht. Vielleicht kennen Sie den Spruch ja, Carl Valentin hat gesagt: ‚Erst hatte man kein Glück, und dann kam auch noch Pech dazu.' "*

- absichtliche Fehldeutungen vornehmen, um sich korrigieren zu lassen

  Beispiel: *Ber./Ther.: (gegenüber einem sehr gehemmten Klienten) „Ich vermute, in der Situation haben Sie erst mal klar Ihre Meinung gesagt."*

Kl.: „Nein, ich hab' alles runtergeschluckt! Hinterher ist mir dann eingefallen, was ich hätte sagen können."

7.3.2 Techniken zur punktuellen Auflockerung zwanghafter Denkprozesse (Verwirrungstechniken)

Für Gesprächstechniken dieser Art ist eine klare Indikation bzgl. eingefahrener sich wiederholender Gedankenmuster im Gespräch gegeben, die so stark sind, dass sie den Zugang in der Beratung/Therapie erschweren/verunmöglichen und die Lebensgestaltung des Klienten stark einschränken. Eine direkte Intervention im Sinne von Feedback, Aufzeigen von Alternativen ist hier gerade aufgrund der festgefahrenen Muster in der Regel nicht effektiv. Deshalb steigt der Berater oder Therapeut in diese festgefahrenen Gedankenmuster mit ein, bestätigt diese und führt sie fort. Ggf. übertreibt er diese, bis von Seiten des Klienten eine Korrektur vorgenommen wird. Eine genauere Abklärung auf der Beziehungsebene sowie der Belastbarkeit des Klienten, ob diese tragfähig genug für eine solche Intervention ist, ist hier immer notwendig.

- Argumentation auf logischer Ebene fortführen
  Beispiel: *Kl.: „Ich muss da einfach immer unterbrechen, um mir die Hände zu waschen."*
  Ber./Ther.: „Ja das ist ja sehr verständlich, dass Sie sich ständig die Hände waschen, es gibt ja auch überall Keime."
- Verstärken, Übertreiben der Argumentation (ad absurdum führen)
  Beispiel: *Ber./Ther.: „Die Füße waschen Sie nicht dauernd? Weil, die sind ja noch viel schmutziger."*
- Unterbrechen, ablenken
  Beispiel: *Ber./Ther.: (Nach einer sehr langen Situations- und Symptomschilderung) „Entschuldigen Sie, wenn ich unterbreche: An welchem Punkt beginnt das?"*
- Ablenken/verwirren durch Wechsel der kommunikativen Ebene, ggf. inkompatible Verhaltensmuster, spielerisch ungewöhnliches nonverbales Verhalten des Beraters oder Therapeuten
  Beispiel: *(Klient erzählt über das zehnte Missverständnis mit unterschiedlichen Kollegen am Arbeitsplatz, über das er sich sehr aufgeregt hat.)*
  Ber./Ther.: (macht mit der Hand eine rollende Geste)

7.3.3   Techniken der direkten Intervention auf der Verhaltensebene

Intervenieren durch Vermitteln von Möglichkeiten der Einflussnahme auf Denk- und Verhaltensprozesse

- Instruktionen zu Verhaltensstrategien
  z. B. verbale Selbstverteidigung, Instruktionen im Rahmen von Rollenspielen
  Beispiel: *Ber./Ther.: „Haben Sie schon einmal daran gedacht, sich eine schwache Blase zuzulegen? Wenn das mit den Vorwürfen überhandnimmt in der Besprechung, sagen Sie: ‚Entschuldigung, ich müsste mal kurz raus.‘ Und da machen Sie ihre Entspannungsübung. Und dann gehen Sie gesammelt zurück. Und wenn's wieder brenzlig wird: ‚Upps, leider schon wieder, ich muss noch mal.‘ "*
- Advokatus Diaboli spielen
  Negative Denkmuster, Probleme, Symptome bei positiver Richtungsänderung des Klienten noch einmal als Bedenken ansprechen, mit der Zielrichtung, dass der Klient diese Bedenken selbst korrigiert
  Beispiel: *Kl.: „In der Situation konnte ich das einfach so annehmen und gelassen bleiben. "*
  Ber./Ther.: „Wo waren denn da die Bedenken, die Ihnen sonst immer durch den Kopf gehen? "
- Provokation
  Beispiel: *(gegenüber einem Klienten, der größten Wert auf höfliches Wohlverhalten legt und dann darüber berichtet, seine Partnerin angefahren zu haben)*
  Ber./Ther.: „Das war aber gar nicht artig! "
- Konfrontation z. B. Verhalten des Gesprächspartners auf Metaebene widerspiegeln
  Beispiel: *Ber./Ther.: „So wenn ich das richtig verstehe, gehen Sie da mit dem Kopf durch die Wand und wundern sich, wo denn die Kopfschmerzen her kommen? "*

Idiolektik und andere Therapie- und Beratungsverfahren

8

Die Idiolektik hat verschiedene Parallelen zu verschiedenen Ansätzen in der Therapie und Beratung und ist mit einer ganzen Reihe solcher Ansätze gut kompatibel. Es ist durchaus sinnvoll, auch im Rahmen eines anderen Ansatzes „idiolektische Exkurse" zu machen. Nur ist hier darauf zu achten, Vorgehensweisen, Haltungen und Gesprächstechniken der jeweiligen Ansätze nicht beliebig zu vermischen, weil dadurch der einzigartige Zugang (inklusive typischer zu erwartender Ergebnisse) des jeweiligen Ansatzes verändert/verwässert werden kann. Also auch bei Anwendung in Exkursen sollte der Ansatz mit Sorgfalt (zumindest in der Basis) erlernt und konsequent umgesetzt werden.

Jenseits der Einteilung in „Therapie- oder Berater-Schulen" gibt es auch nicht schulenspezifische oder themenbezogene Ansätze wie z. B. die „motivierende Gesprächsführung" oder die im britischen Raum verbreitete Methode des „Clean Language", die einige Parallelen zu idiolektischen Grundelementen aufweisen oder weitere Fachgebiete, wo über eine Zusammenarbeit sich bereits ein sehr guter Zugang aus der Erfahrung etabliert hat, wie in der Traumatherapie, (Öhlmann und Rentel 2023), Kinder- und Jugendpsychotherapie (Bindernagel 2016) oder in der Palliativmedizin (Poimann 2010[2], S. 13).

8.1 Tiefenpsychologie

Wichtige Wurzeln des idiolektischen Ansatzes liegen in der Tiefenpsychologie bzw. der Psychoanalyse. Wie oben im Kapitel zu Bezügen zu Neurowissenschaften erläutert, gibt es auch in der neueren Forschung Parallelen, die für beide Ansätze gelten, so etwa der Vorrang emotionaler und impliziter Bereiche im menschlichen Erleben und in Entscheidungsprozessen (Damasio 2010) oder die Bedeutung von Träumen (als nächtliche Bilder und Metaphern) für emotionale und kreative Vorgänge (Winson 1986). Allerdings hat sich der idiolektische Ansatz im Laufe seiner Entwicklung von vielen theoretischen inhaltlichen Grundannahmen sowie Zugängen in der Praxis der Tiefenpsychologie gelöst (z. B. der Problementstehung, der Triebtheorie, der Lehre der psychischen Instanzen, der Technik des therapeutischen/beraterischen Zugangs) Ein tiefenpsychologischer psychosomatischer Ansatz, der Ansatz von Felix Deutsch, der spezifische Aspekte der Sprache in seinem Zugang verwendet (Deutsch und Murphy 1960) läuft in Teilen parallel zum Ansatz der Idiolektik, wahrscheinlich wurde Jonas von diesem Ansatz auch beeinflusst. Ein wesentlicher gemeinsamer Bestandteil mit tiefenpsychologischen Ansätzen ist die Überzeugung, dass implizite (in tiefenpsychologischer Terminologie „unbewusste") emotionale Verarbeitungsprozesse und Antriebe einen wesentlichen Beitrag zu Verhalten und Erleben des Menschen leisten und motivational meist stärker wirken als kognitive Verarbeitungsprozesse. Von daher sind beide Ansätze durchaus kompatibel und gut miteinander kombinierbar.

8.2   Verhaltenstherapie

Eine wichtige Gemeinsamkeit der Idiolektik mit der Verhaltenstherapie ist die Fokussierung auf konkrete episodische Sequenzen in Handlung und Gesprächsführung. In beiden Ansätzen wird nicht viel gedeutet und kein komplexes abstraktes Theoriegebäude um die Problem- und Lösungsprozesse aufgestellt. Stattdessen wird pragmatisch und prozesshaft auf das Verhalten und auf überschaubare interaktive Episoden mit einer ebenfalls überschaubaren Anzahl von Grundannahmen eingegangen. Jonas hat seine verhaltens- und emotionsorientierten Konzepte der Idiolektik zu einer Zeit entwickelt, in der die Verhaltenstherapie noch tief in der behavioristischen Tradition verankert war. Die Parallelen bestehen mehr mit dem heute aktuellen Ansatz der Verhaltenstherapie nach der „emotionalen Wende". Zu Unterschieden: Im Unterschied zur Verhaltenstherapie ist der Ansatz der Idiolektik in der Gesprächsführung noch deutlich mikroprozessualer und was Theorien bzgl. des Prozesses der Problementstehung und der Strukturierung des Problemlöseprozesses angeht, weniger auf Entstehungsmodelle oder auf vorab definierte Handlungswege festgelegt. Dies ist aber kein Grund, der zu Inkompatibilität führt. Die individuelle Verarbeitung und die Notwendigkeit der Modifizierung von Behandlungsmodellen auf die individuelle Situation ist ja konzeptionell auch in verhaltenstherapeutischen Ansätzen angelegt. Idiolektische

Exkurse oder bei vertieftem Interesse eine teilweise Integration des idiolektischen Ansatzes können also hier durchaus Sinn ergeben.

8.3 Humanistische Verfahren

Das Spektrum der humanistischen therapeutischen und beraterischen Ansätze ist recht breit, sodass es nicht leicht ist, hier generelle übergreifende Aussagen zu machen. Von daher würde ich stellvertretend einen Hauptstrang der humanistischen Ansätze aufgreifen: In dem personenzentrierten Ansatz (früher klientenzentrierten Ansatz oder Gesprächspsychotherapie) nach C.R. Rogers spielt die Individualität von Verarbeitungsprozessen und auch das Modell der Intervention nach dem Katalysatorprinzip genau wie in der Idiolektik eine wesentliche Rolle. Wichtige methodische Unterschiede gibt es vor allem im von Tausch und Tausch (Tausch und Tausch 1979) konkretisierten methodischen Vorgehen. In ihrem Konzept der Verbalisierung emotionaler Erlebnisinhalte kommt der Stärke der Emotion eine wesentliche Rolle zu, bei der Auswahl durch den Therapeuten oder Berater. Dies kann ggf. der Fokussierung negativer oder belastender Emotionen und deren Verarbeitung Vorschub leisten. Dieses Vorgehen kann allerdings durchaus auch wichtig sein, z. B. in der Bewältigung von Trauerprozessen. Im idiolektischen Ansatz würde man die Fokussierung durch den Therapeuten oder Berater deutlich auf positive und Ressourcen vermittelnde Aspekte legen. Eine direkte Fokussierung von Emotionen würde in den Hintergrund rücken zugunsten der Exploration von Verhaltensepisoden, Erlebensbereichen und metaphorischen Beschreibungen, die mit Emotionen verknüpft sind (vorwiegend mit positiver Konnotation). Oftmals fehlt uns für eine direkte Beschreibung von Emotionen die Sprache, sodass diese in der Beschreibung von Situationen, in denen sie erlebt werden, leichter aktiviert werden können.

Auch in dieser Kombination ist eine Integration oder Exkurs bzgl. idiolektischer Ansätze sehr gut möglich, die Grundphilosophie (Individualität, Katalysatormodell) ist ja sehr ähnlich. Die Unterschiede in der Art der Fokussierung von Emotionen stellen kein Hindernis dar, da das Konzept der Verbalisierung von Erlebnisinhalten ja keine zwingende Fokussierung auf negative und belastende Inhalte vorsieht. Und ein Exkurs auf eine idiolektische „Ressourcenoase" kann in diesem Falle eine ideale methodische Ergänzung darstellen, zumal ressourcenorientierte Ansätze als methodische Erweiterung humanistischer Verfahren vielfach bereits Einzug gehalten haben.

Humanistische Verfahren, die einen sehr stark konfrontationsbezogenen Stil fahren, wie manche Zweige der Gestalttherapie könnten ggf. nicht gut kompatibel zum idiolektischen Ansatz sein, da die Prinzipien „größtmöglicher Gestaltungs- und Auswahlraum" und ein Konfrontationsstil, indem der Klient stark unter Druck kommt, nicht gut miteinander kombiniert werden können.

8.4   Systemische, lösungs- und ressourcenorientierte Verfahren

Da der Ansatz der Idiolektik selbst zu den ressourcenorientierten Verfahren gehört, ist der Vergleich und die Einschätzung der Passung mit anderen ressourcenorientierten Ansätzen sozusagen ein „Heimspiel". Sehr viele Grundannahmen bilden hier eine gemeinsame Basis, vor allem, was die Fokussierung persönlicher Ressourcen und positiver Aspekte im Leben des Klienten angeht. Auch erkenntnistheoretische Fundamente wie das Selbstorganisationsprinzip, das Vertrauen auf die Selbstheilungskräfte und das innere Wissen des Klienten bieten eine breite gemeinsame Basis. Dennoch sind nicht alle Erkenntnisse und Verfahrensweisen hier gleich oder gehen in die gleiche Richtung.

Lösungsorientierte Ansätze und Verfahren, die sich auf den Kurzzeitbereich spezialisiert haben, beschreiben oft eine sehr aktive, strukturierende Rolle des Therapeuten oder Beraters auf der Suche oder bei der Konstruktion lösungs- und ressourcenorientierter Zugänge und Zusammenhänge. Auch werden hier problem- und defizitbezogene Verhaltensweisen oft a priori definiert und durch den Therapeuten oder Berater nicht aufgegriffen bzw. konsequent vermieden. (siehe z. B. de Shazer 2008) Hier wäre der Ansatz der Idiolektik, die sich ja ebenfalls vorwiegend im Kurzzeitbereich bewegt, ein anderer. Die Überzeugung, positives und Ressourcen transportierendes Verhalten systematisch zu stärken und zu fokussieren ist zwar die gleiche, die Definition ist jedoch eine andere, indem hier auch auf den ersten Blick scheinbare Problembereiche als potenzielle Ressourcenbereich gesehen werden und indem der Ressourcenbezug vorwiegend implizit, über das Aufgreifen entsprechender non- und paraverbaler Signale, erfolgt. Eine gute Kompatibilität ist aber durchweg mit allen ressourcenorientierten Ansätzen gegeben.

Idiolektik zum ersten Mal ausprobieren – ein paar Handreichungen

Wenn Sie das erste Mal ein paar idiolektische Fragen in Ihre therapeutische oder beraterische Praxis einbauen möchten, wäre mein Hinweis, es sich leicht zu machen und eher flexible Ansprüche an sich selbst zu stellen. Der Ansatz der Idiolektik ist ohnehin ein Verfahren, das das deutliche Potenzial hat, Therapie- und Beratungsprozesse sowohl für den Klienten als auch den Therapeuten oder Berater zu erleichtern.

Sehr viele Aspekte der Idiolektik können von der Gesprächsführungstechnik her Neuland sein im Vergleich zu gewohnten Vorgehensweisen. Schon allein die kurzen und offenen Fragen, die Einfachheit in der Fokussierung, das Folgen auf der sprachlichen Ebene und das Fallenlassen thematischer roter Fäden können als ungewohnt empfunden werden.

Deshalb mein Hinweis: Probieren Sie einfach einmal aus, es einfach zu halten.

Sokrates, der gesagt hat: „ich weiß, dass ich nichts weiß" war ganz bestimmt kein Dummkopf. Trauen Sie sich, ganz einfache, naive und vermeintlich dumme Fragen zu stellen. Sie brauchen die Sequenz des Ausprobierens nicht lang halten.

Noch ein ungewohnter Hinweis: Für den Einstieg in die einfachen und offenen Fragen der Idiolektik kann es sinnvoll sein, um nicht automatisch in gewohnte Formulierungen zu verfallen, sich als didaktische Überbrückung für die allerersten idiolektischen Experimente zunächst vorformulierter Fragen zu bedienen. Nutzen Sie Ihre Aufmerksamkeit in diesem Falle dafür, ein Ohr für die Sprachmelodie des Klienten zu entwickeln und herauszuhören, wo die Stimme ein bisschen heller, klarer oder kraftvoller wird oder im Nonverbalen, wo die Äuglein blinken, an welcher Stelle sich der Klient für einen Bruchteil einer Sekunde etwas im Sitz aufrichtet und merken Sie sich das Wort, das dieser oder diese in diesem Zusammenhang ausgesprochen hat. (Da es sein kann, dass bei einem angebotenen möglichen Schlüsselwort keine Resonanz entsteht, empfiehlt es sich, sich pro Sequenz zwei bis drei mögliche Schlüsselworte wörtlich zu merken) Und

P. Winkler, *Einführung in die Idiolektik*, essentials, https://doi.org/10.1007/978-3-662-67301-0_9

dann kommt die vorformulierte Frage zu diesem Wort: „Können Sie mir ein bisschen mehr über ‚…‘ erzählen?" Und dann wieder zuhören, bis wieder ein Wort durch ein Aufblitzen - wo auch immer - auffällt. Und dann wieder dieselbe oder ähnliche Frage: „Erzählen Sie mir zu ‚…‘ etwas?"

Sie werden feststellen, es ist für den Klienten i. d. R. völlig unerheblich, wie intelligent und sprachlich variantenreich Sie ihre Fragen stellen. Der Klient ist weniger bei Ihren Formulierungen als bei sich, im eigenen Prozess. Ggf. ist er oder sie auch erstaunt, wie genau Sie ein für ihn oder sie entscheidendes Wort ausgewählt haben. Und wenn Sie das drei-, viermal gemacht haben, gönnen Sie sich eine Pause und machen wieder so weiter, wie Sie es sonst normalerweise machen würden. Vielleicht entdecken Sie auf diese Weise Neues und sind interessiert, auf der praktischen Ebene mehr über diese Art zu fragen zu erfahren. Wenn Sie es selbst unter Anleitung auszuprobieren möchten: Es gibt im deutschsprachigen Raum eine Reihe von Übungsgruppen, auch online.

Auch kann man Einführungsseminare, Tagungen oder Weiterbildungsseminare besuchen, Informationen hierzu findet man auf der Homepage der „Gesellschaft für Idiolektik und Gesprächsführung" (GIG).

Was Sie aus diesem *essential* mitnehmen können

- Es gibt eine einzigartige Sprache jedes Menschen: die Eigensprache, der Idiolekt des Gegenübers
- Diese Eigensprache des Klienten kann man mit der Methode der Idiolektik entdecken
- Hierbei kann man die Bedeutung, der Variantenreichtum der Eigensprache und eingebettete tiefgehende innere Bilder erkunden
- Mittels des Eingehens auf die Eigensprache kann man neue Sichtweisen, neue Prozesse und neue Erkenntnisse (Aha-Erlebnisse) beim Klienten anstoßen
- Diese Erkenntnisse können sich auf den Umgang mit sich selbst, auf wesentliche Beziehungen, auf das eigene Wohlbefinden, auf die eigene Körperwahrnehmung sowie körperliche Selbstbeachtungs-/Selbstheilungsprozesse beziehen
- Die vorgestellten Interventionen sind einfach, zieloffen, kurz und minimal, aber effektiv
- Diese Einfachheit im Vorgehen kann ggf. gerade für komplex denkende, zielgenau operierende Berater und Therapeuten zunächst eine Herausforderung darstellen
- Es gibt dahinterliegende Theorien und Grundlagen aus der neurowissenschaftlichen Forschung und der evolutionären Anthropologie, die in die Entwicklung der Idiolektik übertragen wurden
- Das Menschenbild und die Haltung der Idiolektik sind geprägt von einem großen Vertrauen auf das Selbstorganisationsprinzip unseres Organismus und auf die innere Weisheit jedes Menschen
- Diese Methode lässt sich für die Praxis der Beratung und Psychotherapie gut erlernen und lässt sich mit vielen anderen Ansätzen in der Therapie und Beratung kombinieren

P. Winkler, *Einführung in die Idiolektik*, essentials,
https://doi.org/10.1007/978-3-662-67301-0

Literatur

Bauer, J. (2019): Wie wir werden, wer wir sind: Die Entstehung des menschlichen Selbst durch Resonanz. München (Blessing)

Bindernagel, D., Krüger, E., Rentel, T., Winkler, P. (Hrsg.) (2010): Schlüsselworte – Idiolektische Gesprächsführung in Therapie, Beratung und Coaching. Heidelberg (Carl Auer)

Bindernagel. D. (Hrsg.) (2016): Die Eigensprache der Kinder. Idiolektische Gesprächsführung mit Kindern, Jugendlichen und Eltern. Heidelberg (Carl Auer)

Cannon, W.B. (1915): Bodily Changes in Pain, Hunger, Fear and Rage: An Account of Recent Researches into the Function of Emotional Excitement. New York (Appleton)

Cannon, W.B. (1932): The Wisdom of the Body. New York (W. W. Norton)

Cramon, D.Y., Mai, N., Ziegler, W. (1993): Neuropsychologische Diagnostik. Stuttgart (Georg Thieme)

Damasio, A. (2000): Ich fühle, also bin ich. Die Entschlüsselung des Bewusstseins. München (List)

Deutsch, F., Murphy, W.F. (1960): The Clinical Interview, Vol. I+II. New York (International Universities Press)

De Shazer (2008): Der Dreh. Überraschende Wendungen und Lösungen in der Kurzzeittherapie. (10. Aufl.), Heidelberg (Carl Auer)

Dimond, R. E. (1980): The wisdom of paradox: A new perspective on contralogical methods of problem formation and resolution. In: Psychology: A Journal of Human Behavior, 17(2), 29–41

Eccles, J.C. (1989): Evolution of The Brain – Creation of the Self. London (Routledge)

Gigerentzer, G. (2007): Bauchentscheidungen. Die Intelligenz des Unbewussten und die Macht der Intuition. München (Bertelsmann)

Green, E.E., Green A.M. (1986): Biofeedback and States of Consciousness. In: Wolman, B,.Ullman, M.: Handbook of States of Consciousness. New York (Van Nostrand Reinhold)

Hebb, D. (1949): The organization of behavior. A neuropsychological theory. New York (John Wiley and Sons)

Hüther, G. (2010): Die Macht der inneren Bilder. Wie Visionen das Gehirn, den Menschen und die Welt verändern. Göttingen (Vandenhoeck & Ruprecht)

Jonas, A. D., D. F. Jonas (1977b): Signale der Urzeit – Archaische Mechanismen in Medizin und Psychologie. Stuttgart (Hippokrates), [Neuauflage (1996): Würzburg (Huttenscher Verlag 507)]

P. Winkler, *Einführung in die Idiolektik*, essentials,
https://doi.org/10.1007/978-3-662-67301-0

Jonas, A. D. (1981a): Kurzpsychotherapie in der Allgemeinmedizin – Das gezielte Interview. Stuttgart (Hippokrates). [Neuauflage (1996): Würzburg (Huttenscher Verlag 507)]

Jonas, A. D. (1985): Archaische Relikte – Orientierungshilfen in der Allgemeinmedizin. Seeshaupt am Starnberger See (Socio-Medico, Materia Medica)

Jonas, A. D., A. Daniels (1987): Was Alltagsgespräche verraten – Verstehen Sie Limbisch? Wien (Hannibal). [Neuauflage (1996): Würzburg (Huttenscher Verlag 507)]

Kahnemann, D. (2012): Schnelles Denken, langsames Denken. München (Siedler)

Maturana, H., Varela, F. (1987): Der Baum der Erkenntnis. Die biologischen Wurzeln des menschlichen Erkennens. Wien (Scherz)

Ojemann, G., Ojemann, J., Lettich, E. and Berger, M. (1989): Cortical Language Localization in Left, Dominant Hemisphere. An Electrical Stimulation Mapping Investigation in 117 Patients. Journal of Neurosurgery, 71, 316–326

Öhlmann, N., Rentel, T. (2023): Einfach fragen – in Licht und Schatten. Eigensprache in der Traumatherapie. Heidelberg (Carl Auer)

Penfield, W., Roberts, L. (1959): Speech and brain mechanisms. Princeton (Princeton University Press)

Poimann, H. (1995): Wie funktioniert Idiolektik? In: Idiolekta (Journal) 1. Jahrgang, Vol.1, S.2, Würzburg (Huttenscher Verlag 507)

Poimann, H. (2010a)[1]: Neuronale Netze stärken. In: Poimann, H., Ehrat, H.H.(Hrsg.): Idiolektik Reader 2010, S.13, Würzburg (Huttenscher Verlag 507)

Poimann, H. (2010b)[2]: Onkologie, Palliativmedizin und Hospizarbeit. In: Poimann, H., Ehrat, H.H. (Hrsg.): Idiolektik Reader 2010, Würzburg (Huttenscher Verlag 507)

Roth, G. (2001): Fühlen, Denken, Handeln. Wie das Gehirn unser Verhalten steuert. Frankfurt am Main (Suhrkamp)

Schmidt, G. (2004): Liebesaffären zwischen Problem und Lösung – Hypnosystemisches Arbeiten in schwierigen Kontexten. Heidelberg (Carl Auer)

Tausch R, Tausch A-M (1979): Gesprächspsychotherapie. 7. Aufl., Göttingen Toronto Zürich (Hogrefe)

Trefzer, S, Gutjahr, L., List, E, Hinrichs, H. (1987): Intuition und Aha Erlebnis: Eine philosophische und neurophysiologische Parallele. In: Weinmann, H.M. (Hrsg.): Zugang zum Verständnis höherer Hirnfunktionen durch das EEG. München, Wien, Bern, San Francisco (W. Zuckschwerdt)

Winkler, P. (Hrsg.) (2010): Eigensprache – Körpersymptome verstehen mit Evolutionärer Psychosomatik und Idiolektik. Seminare mit A. D. Jonas. Würzburg (Huttenscher Verlag 507)

Winkler, P. (2022): Zauberfragen – Die Prinzessin die fragen konnte. Würzburg (Huttenscher Verlag 507)

Winson, J. (1986): Auf dem Boden der Träume: Die Biologie des Unbewussten. Weinheim (Beltz)

Wang, L., Wang, Z., Lin, J. et al. (2016): Long-Term Homeostatic Properties Complementary to Hebbian Rules in CuPc-Based Multifunctional Memristor. Sci. Rep. 6, 35273

Zhang, Q. Li, X. Gold, B., Jiang, Y. (2010): Neural correlates of cross-domain affective priming. In: Brain Res. 2010 May 6; 1329: 142–151, (Elsevier)

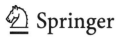
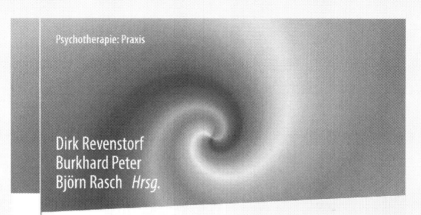

Psychotherapie: Praxis

Dirk Revenstorf
Burkhard Peter
Björn Rasch *Hrsg.*

Hypnose in Psychotherapie, Psychosomatik und Medizin

Manual für die Praxis

4. Auflage

Springer

Jetzt bestellen:
link.springer.com/978-3-662-64967-1

Printed in the United States
by Baker & Taylor Publisher Services